KB260043

샹까라의 베단따 철학과 명상

샹까라의 베단따 철학과 명상

샹까라의 베단따 철학과 명상

2011년 12월 15일 초판 1쇄 인쇄
2011년 12월 20일 초판 1쇄 발행

지은이   조나단 베이더
옮긴이   박영길
펴낸이   정창진
펴낸곳   도서출판 여래
출판등록   제4호(1988.4.8)
주소   용인시 수지구 풍덕천동 710 봉산빌딩 7층
전화번호   (031)266-8976
전송   (031)265-6803

ISBN   89-85102-86-9   03270
Email   yoerai@hanmail.net

값은 뒤표지에 있습니다.

■ 역자와의 협의에 의해 인지는 생략합니다.
■ 잘못된 책은 구입하신 서점에서 바꿔드립니다.

샹까라의 베단따 철학과 명상

조나단 베이더 지음
박영길 옮김

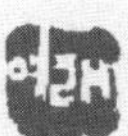

【일러두기】

1. 산스끄리뜨 발음 표기
① va는 '바' 와 '와' 의 중간음이고 자음 앞에서는 '와' 에 가깝게 들리지
   만 여기서는 첫 음절일 경우엔 '바' 로 표기하고 그 외에는 '와' 로 표
   기했다.
   * 예외 : 쉬바Śiva
② 무성무기음ka, ca, ṭa, ta, pa의 경우 경음으로 표기했고 유성대기음gha,
   jha, ḍha, dha, bha의 경우 'ㅎ' 를 붙여 구별했다.
   * 예외 : 바가와드 기따Bhagavadgītā, 다르마dharma
③ 치찰음 śa, ṣa 의 경우 후속 모음에 따라 쉬, 샤, 슈 등으로 표기했다.
④ 장음ā, ū, ī과 단음을 특별하게 구별하지 않았지만 널리 통용되는 명칭
   의 경우엔 부분적으로 '아' 소리를 추가하고 괄호 속에 원문을 병기
   했다.
   * 예 : 샹까라아짜르야Śaṅkarācārya
⑤ 그 외에는 일반적으로 통용되는 관례대로 표기하고 괄호 속에 원문을
   병기하였다.

2. 인용, 분철 표시, 역주, 원문 수록 등
① 인용 : 원저자가 본문에서 독일어나 불어 문장을 직접 인용했을 경우
   번역을 본문에 수록하고 원문을 각주에 수록하였다.
② 분철 표시 : 원저자는 산스끄리뜨의 복합어를 '·' 표시로 분철했지만
   번역에서 복합어 내의 분철 표시를 생략했다. 하지만 '문·사·수
   śravaṇa-manana-nididhyāsana' , '삿-띠-얌sat-ti-yam' 과 같이 열거하거나 분
   석할 경우 그리고 '경전들śāstra-s' 과 같이 산스끄리뜨와 영어 혼용일
   경우에는 저자의 표기를 따랐다.

③ 역주와 보충 : 압축적인 논문의 특성상 역주가 필요할 경우엔 *, **, ***
와 같은 기호로 그리고 각주에서 보충 설명이 필요할 경우엔 ‡ 부호
이하에서 설명하였다. 그리고 단순히 보충할 경우에는 "(역주)"로 병
기하였다.

④ 원문과 번역 : 원저자가 각주에서 게송 번호만 기록한 경우가 있지만
번역서의 특성상, 의미 전달에 필요하다고 판단될 경우 산스끄리뜨
원문과 번역을 수록했다. 하지만 별도의 표시는 하지 않았다.

⑤ 각주와 참고문헌 : 각주와 참고문헌은 국내 학계에서 통용되는 일반
적인 원칙에 의거해서 통일하였다.

3. 소제목 추가

본서 제Ⅲ장 "샹까라의 명상관"에서 소제목은 "갸나 요가jñānayoga" 하나
뿐이지만 목차를 작성하면서 "샹까라의 형이상학에서 살펴 본 명상"이라는
소제목을 추가하였다. 그 이유는, 목차의 구성에서 인쇄의 오류로 보일 우
려가 있고 또 원저자 역시 샹까라의 형이상학적 전제에서 명상을 고찰하겠
다고 밝혔으므로 소제목을 추가하는 것이 더 명확할 것으로 판단해서이다.

1. 빠딴잘라 요가

본서에서 사용하는 용어, 빠딴잘라 요가Pātañjalayoga는 '빠딴잘리 Patañjali의『요가경』과 뷔야사Vyāsa의『요가경 주해』가 담고 있는 사상이나 체계' 또는 '두 문헌을 통칭하는 것'으로 사용된다. 본서에 인용된 하커Paul Hacker, 브롱코스트Johannes Bronkhorst를 비롯해서 코엘만Gaspar Koelman, 마스Philipp André Maas 등의 용법도 이와 같다. 각 주에서 원문의 출처를 구체적으로 기록할 경우엔 저자의 약호 표기법에 의거해서『요가경』을 YS로,『요가경 주해』를 YSBh로 표기하였다.

2.『요가경 주해 비와라나 *Yogasūtrabhāṣyavivaraṇa*』

1952년에 출판된 이 문헌의 서명은『빠딴잘라 요가경 비와라나 *Pātañjalayogasūtrabhāṣyavivaraṇa*』이다. 이 문헌이 샹까라의 진작인지 여부를 결정할 수는 없지만 샹까라가『브라흐마경 주해』에서 빠딴잘리의『요가경』을 '요가수뜨라*Yogasūtra*'로 표현하지 않고 '요가샤스뜨라yogaśāstra, 요가문헌'로 표현했다는 점에서 아마도 마스Philipp André Maas의『빠딴잘라 요가샤스뜨라 비와라나*Pātañjalayogaśāstraviva-raṇa*』라는 명칭이 더 정확할 것으로 보인다. 하지만 그 이전의 학자들은 이 문헌을 *Yogabhāṣyavivaraṇa*(Paul Hacker), *Vivaraṇa*(Wilhelm Halbfass), *Pātañjalayogasūtrabhāṣyavivaraṇa*(Albrecht Wezler) 등으로 명명했고 본서에서도 다양한 서명이 그대로 인용되고 있다. 본서의 저자는 '*Yogasūtrabhāṣya*에 대한 *Vivaraṇa*' 라는 표현에 더 비중을 두고 있으므로 본 번역에서는 저자의 의도대로 『요가경 주해 비와라나*Yogasūtrabhāṣyavivaraṇa*』로 서명을 통일하였다. 저자의 직접 인용문 속에 다양한 명칭이 등장할 경우엔 『요가경 주해 비와라나』로 표기한 후 해당 원문의 원어를 괄호 속에 병기하였다. 한편, 각주에서 원문의 출처를 기록할 경우엔 저자의 약호 표기법대로 YV로 표기하였다.

3. 명상, 선정

저자가 본문에서 dhyāna, upāsana(ā)의 다양한 의미를 분석하고 있을 경우, 두 단어를 '드흐야나', '우빠사나' 로 음사했다. 원저자가 dhyāna, upāsana(ā)를 일반적 의미에서 '명상' 으로 이해하고 있을 경우에는 두 단어를 명상으로 번역하고 해당하는 원어를 괄호에 병기했다. 한편, 『요가경』의 전문 용어인 dhyāna는 선정禪定으로 번역했지만 드물게 저자가 dhyāna를 '넓은 의미에서의 명상' meditation으로 번역했을 때는 '명상' 으로 번역한 후 괄호 속에 'dhyāna' 를 병기하였다. 'upāsana(ā)' 의 경우도 동일하다.

4. 승인, 원질

상캬학파의 전문 술어로서의 '쁘라끄리띠prakṛti' 의 경우엔 원질原質로 번역했다. 하지만 샹까라가 상캬를 비판할 때 사용한 용어, 즉 우주의 근본 질료로서의 '쁘라드하나pradhāna' 의 경우엔 승인勝因으로 번역했다. 저자가 상캬학파의 원리를 "pradhāna or prakṛti" 와 같은 원어로 표현했을 경우 문맥에 따라 '승인' 혹은 '원질' 로 번역하되 원어를 괄호에 병기했다.

5. 잠세력, 훈습, 시동업

저자는 상스까라samskāra를 '심리적인 자극mental impressions' 으로 번역한 경우도 있고 원어 그대로 사용한 경우도 있다. '심리적인 자극' 이라는 표현은 우즈Woods, 1977, p. 41의 번역어, '잠재적 인상 subliminal impression' 에 의거한 것으로 보인다. 하지만 저자는, 우즈, 코엘만Koelman, 1970, p. 50의 각주 등 학자들의 번역어를 열거하는 경우를 제외하곤 대체로 원어 그대로 'samskāra' 로 표기하고 있는데 이 경우엔 'samskāra' 를 모두 '잠세력' 으로 번역하였다. 이와 유사한 맥락에서, 'vāsanā' 를 훈습薰氣으로 번역하였다. 한편, 'prārabdhakarma' 를 시동업始動業으로 그리고 'karmāśaya' 를 잠재업潛在業으로 번역하였다.

6. 쁘라상캬나, 빠리상캬나

쁘라상캬나prasamkhyāna는 빠딴잘라 요가의 전문 술어이고 빠리상캬나parisamkhyāna는 샹까라의 전문 용어이다. 뷔야사의 주해에서 쁘라상캬나는 일곱 번(1.2, 2.2, 1.15, 2.4, 2:11, 2.13, 4.29 : 본서 제II장 각주53 아래의 * =역자 보충을 참조) 발견되는데, 뷔야사의 원문에 따르면 쁘라상캬나는 '번뇌의 종자를 태운 고도의 경지' 로 파악된다. 하지만 샹까라는 쁘라상캬나를 명령viddhi의 일종으로 파악해서 쁘라상캬나를 비판하고, '일종의 배제적 숙고' 라 할 수 있는 빠리상캬나 명상을 새롭게 제시한다. 샹까라가 파악한 쁘라상캬나가 빠딴잘라 요가의 쁘라상캬나를 온전하게 지시할지는 의심스럽다. 하지만 이 문제는 여기서 간략하게 논의될 수 있는 성질의 것이 아니다. 본 번역에서는 일단 두 용어를 쁘라상캬나, 빠리상캬나로 표기하였다.

7. '수반과 배제'

　'수반과 배제anvayavyatireka'는 일반적으로 문법학자들이 사용한 방법론이지만 샹까라는 "그대가 그것이다tat tvam asi"라는 천계성구의 의미를 해석하기 위해 이 방법론을 사용하였다. 이 용어는 '일치와 불일치', '연속과 불연속', '연속과 배제' 등 다양하게 번역될 수 있지만 여기서는 'X가 있으면 Y가 있고, X가 없으면 Y가 없다'는 카르도나George Cardona의 일반적 공식에 의거해서 '수반과 배제'로 번역하였다.

8. "그대", "그것"

　본서 제IV장의 "그대가 그것이다tat tvam asi"에 대한 의미 분석 중 대명사 'tat'와 'tvam'은 단수 주격으로 각각 '그것은', '그대는'을 의미한다. 하지만 한글 문맥을 고려해서 번역에서는 격의미를 생략하고 '그것', '그대'로 번역했다(저자는 원어 그대로 'tat', 'tvam'으로 표기하였다).

【목 차】

तेनास्य श्रवणात्तथार्थमनानाध्यानाच्च संकीर्तनात्
सर्वात्मत्वमहाविभूतिसहितं स्यादीश्वरत्वं स्वत:

그러므로 이것을 들음으로써 그리고 그 의미를 깊이 숙고함으로써

그리고 이것에 대해 명상함으로써 그리고 이것을 암송할 때

모든 것의 자아인 자재신이 저절로 현시될 것이다.

『닥쉬나무르띠 찬가』

　본서는 명상과 샹까라에 대한 오랜 관심의 결과물이다. 아직 명상에 대해 연구해야 할 것이 많이 남아 있긴 하지만 마침내 명상은 그것에 걸맞는 합당한 관심을 받기 시작했다. 샹까라에 대해서는 이미 상당한 연구가 진척되었다. 하지만 불행하게도 샹까라에 대한 연구 성과물 중 대부분이 만족스럽지 못한데 그것은 주로 분석적인 접근을 결여하고 있기 때문이다. 이 이유에서 필자는 먼저, 샹까라에 대한 근래의 연구 성과물 중에서 탁월한 작품들을 개괄하고자 한다. 독자들은 본서에서 다루는 연구물이 인도 학자의 것이 아니라 대부분 서구 학자의 것이라는 데 놀랄지도 모르겠다. 서구 학자들의 연구물을 다루는 이유는 지난 40여 년 간 외국인 학자들이 진행했던 중요한 연구에 대해 인도의 학자가 응수한 경우가 드물었기 때문이다. 본서를 통해 외국인 학자들의 탁월한 연구 성과가 인도의 독자에게 널리 소개되기를 희망한다.

　아울러 본서에서는 샹까라에 대한 연구 방법론과 관련해서 서양 학자들의 관점을 비판하고자 한다. 수많은 서구 학자들의 연구물에서 발견되는 주요한 단점 중 하나는 샹까라의 작품이 지닌 전통적인 맥락을 무시하는 경향이다. 그 결과 그들의 연구 성과는 '샹까라의 사상이 지닌 생명력'과 거의 상관 없는 진공상태가 되었다. 하지만 반드시 염두에 두어야 할 것은 불이론 베단따가 살아 있는 전통이라는 점이다. 이 점에서 샹까라까지 족보를 소급할 수 있는 세 명의 현現 샹까라아짜르야Śaṅkarācārya들을 만났다는 것은 필자에게 행운이었다. 그들은 샹까라의 가르침대로 생활하는 사람들이다. 그리고 이와 같은 삶을 사는 사람은 그들만이 아니다. 많은 인도인들은 샹까라가 가르친 원칙들을 그들의 일상생활 속에서 실천하고 있다. 불이론이 살아 있는 철학이라는 점에서 본 연구는, 전통적인 맥락에서 샹까라의 작품들을 주목할 필요가 있다는 것을 역설하고자 한다. 하지만 아쉬운 것은, 인도의 전통적인 학자들이 남긴 몇몇 탁월한 연구서를 검토하지 못했다는 점이다. 최근에야 바수데와샤스뜨리 아브햐얀까르Vāsudevaśāstri Abhyankar, 1863~1942와 스와미 사찌다난덴드라 사라스와띠Swāmī Sacchidānandendra Sarasvatī, 1880~1975와 같은 학자들의 작품을 접할 수 있었다. 인도의 국수주의적 성향을 고려해볼 때 그리고 특히 종교 지도자에게 습관적으로 무한한 존경을 바치는 분위기를 고려해 볼 때 위 학자들이 남긴 참으로 비판적인 연구서들은 한층 더 탁월하게 와 닿는다. 그 중에서도 특히, 산스끄리뜨와 영어로 된 수많은 연구서를 통해 계속해서 샹까라의 사상과 그 이후의 후대 불이론 사상을 분명하게 구별할 것을 주장했던 사찌다난덴드라 사라스와띠를 언급하지 않을 수 없다. 그의 간결한 저서 『샹까라에 대한 잘못된 개념들Misconceptions about Śaṅkara. Holenarsipur: Adhyatma Prakasha Karyalaya』 1973은 특히 주목받아야 마땅할 것이다.

본서를 출판하기로 결심한 것은 전통적인 삶의 길, 즉 상야신saṃnyāsin의 길을 따르는 두 분의 관심과 격려 때문이었다. 이 연구는 원래 1985년 멜버른 대학에 석사 논문으로 제출된 것을 개정하고 보완한 것이다. 추가적인 논의가 필요한 부분도 적지 않지만 충분히 논의할 시간을 갖지 못한 것이 아쉽다. 하지만 '샹까라의 생애와 관련된 전통적인 설명'에 대해서는 필자가 별개의 책으로 연구를 진행하고 있음을 밝힌다.* 본 연구가 명상의 본질 그리고 명상이 샹까라의 베단따에서 어떤 역할을 하는지에 관한 예비적인 자료로 활용되기를 희망한다. 본 서에서 제기하는 몇몇 쟁점들에 대한 보다 자세한 연구, 특히 천계서 에 대한 샹까라의 입장 그리고 그의 것으로 귀속되는 『요가경 주해 비 와라나』와 관련된 연구로는 할파스Wihelm Halbfass의 『꾸마릴까와 샹까 라에 대한 연구Studies in Kumālika and Śaṅkara』 Studien zur Indologie und Iranistik, monographie 9, Reinbed, 1983를 권한다. 아쉽게도 필자가 처음 이 책을 작성 할 때는 이 탁월한 작품을 입수할 수 없었다.

본서를 준비하면서 많은 분들에게 큰 도움을 받았다. 무엇보다도 끊 임없는 지원자이자 가장 준엄했던 비판가이기도 했던 스와미 엔Swāmī N.에게 감사드린다. 그는 서면으로 한편으론 장시간의 토론을 통해 전 통적인 관점에서 본서를 주도면밀하고 꼼꼼하게 점검해 주었다. 그리 고 스와미 사띠야난다 사라스와띠Swāmī Satyānanda Sarasvatī의 고견과 격 려에 감사드린다. 필자의 책을 기꺼이 출판해 준 비블리아 임펙스/아 디띠야 쁘라꺄산Biblia Impex/Aditya prakashan 출판사의 쉬리 쉬따람 고엘Śrī Sitaram Goel과 고엘Mr. P. K. Goel 씨를 만날 행운을 선사했던 것도 그이다.

람버트 슈미트하우젠Lambert Schmithausen 교수님의 비평과 조언에 감 사드린다. 본서가 그의 스승과 가까운 동료들에 대한 비판을 담고 있 음에도 불구하고 열린 마음으로 원고를 검토해 준 슈미트하우젠 교수 에게서 참된 학문의 정신을 느낄 수 있었다. 또한 기꺼이 시간을 내서 논문을 검토해 주신 드 용J. W. de Jong 교수님께도 감사드린다. 최종 원

---

* 저자는 이 문제를 다룬 저서 *Conquest of the four quarters : traditional accounts of the life of Śaṅkara*를 2000년 Aditya Prakashan에서 출판하였 다.

고를 꼼꼼히 점검해주신 덕분에 몇 가지 오류를 수정할 수 있게 되었다. 아울러 초고를 검토해 주신 사모님Mrs. de Jong께도 감사드린다. 그리고 전통적인 스승들과 저명한 대학에서 오랫동안 공부했던 베단따 전공자 마이클 커먼스Michael Comans 박사에게 조언을 받을 수 있었던 것은 필자에게 행운이었다. 본서는 커먼스 박사의 끊임없는 조언으로 이루어졌다.

논문을 심사하면서 날카로운 지적을 해주신 엘리엇 도이치Eliot Deutsch 교수님과 에릭 샤프Eric Sharpe 교수님께도 감사의 마음을 전한다. 또한 그 이전의 초고에 대해 조언을 아끼지 않은 존 던햄John Dunham에게도 감사드린다.

문장을 검토해 준 제임스 크라우치James Crouch에게 많은 신세를 졌다. 또 초고를 준비하는데 가장 많은 도움을 준 베티 캣Ms. Betty Kat 그리고 컴퓨터 문제를 도와 준 리디안 메러디스Ms. Lydian Meredith에게도 감사드린다. 이 책에서 오류가 있다면 그것은 필자의 책임이지 도움을 주신 분들의 것이 아니다.

마지막으로, 오랫동안 불가해한 문제에 사로잡힌 사람을 인내하며 지켜봐 준 아내 에리카Erika에게 감사의 마음을 전한다. 보다 낳은 삶을 선택할 기회가 있었지만 그녀는, 토끼의 뿔 혹은 허공의 성을 잡으려고 신이 난 필자를 한결같이 보살펴 주었다.

조나단 베이더Jonathan Bader

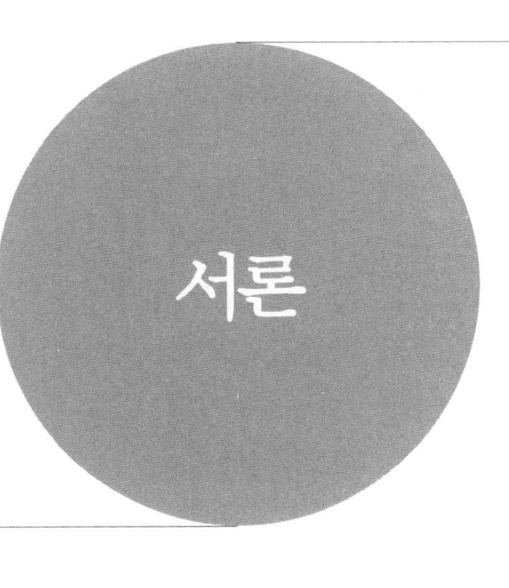

서론

서론

    전통적으로 샹까라Śaṅkara의 생애는 그가 스승의 명을 받들어 불이론 베단따Advaita Vedānta의 가르침을 인도 전역에 전파했던 것과 관련된다. 그는 단지 직제자 몇 명만을 데리고 인도 대륙의 네 지역을 순례했는데 그가 맡은 사명은 크게 두 가지이다. 첫 번째는 여러 학파의 철학자들과 토론하는 것인데, 샹까라는 토론을 통해 다른 학파의 저명한 철학자를 굴복시켰던 것으로 말해진다. 토론의 경우처럼 불이론 철학이 탁월하다는 것을 공개적으로 증명하는 것과 같은 맥락에서 그는 베단따의 가르침에 대한 "정확한 앎"을 확립시킬 수 있는 학문적인 주석서를 작성했다. 샹까라의 맡은 두 번째 임무는 베단따의 가르침을 학습하고 실천할 수 있는 승원을 건립하는 것으로 전해진다.

    혹자는 비록 이 점에서 대해서 할 말이 있겠지만 샹까라가 인도 문화에 심원한 영향을 주었다는 것에 대해서는 의심의 의지가 없을 것이다. 샹까라의 주석이 새롭게 출현함으로써 초기 베단따 해석가들의 작품들이 정말로 샹까라의 것으로 대체되었기 때문인지 혹은 단순히 유실된 것인지는 알 수 없지만 어쨌든 현존하는 것은 샹까라의 작품뿐이다. 베단따의 철학 전통에서 핵심 토대를 형성하는 『브라흐마경經,

Brahmasūtra』, 『바가와드 기따*Bhagavadgītā*』 그리고 10개의 주요 우빠니샤드*Upaniṣad*들에 대한 샹까라의 주석은 현존하는 것 중 가장 오래된 것이다. 그리고 그가 건립했다고 전해지는 네 곳의 승원*maṭha*은 여전히 건재할 뿐만 아니라 그곳에서 대대로 계승되어 온 승원장(Śaṅkārācārya-S : 역주)의 영적 권위는 현대 인도 사회에서도 높게 평가되고 있다.

샹까라가 남긴 업적 중에서 가장 주목할 수 있는 것은 우빠니샤드에 대한 자신의 급진적인 해석을 베단따의 정통설로 확립시킨 것이다. 그는 그 당시에 널리 퍼져 있는 통념, 즉 '브라흐만과 아뜨만은 비록 동일하긴 하지만 약간은 다르다(不一不異, bhedābheda)' 는 학설을 반박하는 데 노력했고 또 이러한 차별관을 폐기하고자 했다. 그는 해석학적인 능력을 발휘해서 우빠니샤드에서 발견되는 불이론不二論, advaita적 사유를 취합했고 바로 이 불이론 사상을 베단따(=우빠니샤드 : 역주)의 감추어진 진리라고 주장하였다.

샹까라의 작품은 이미 금세기 초부터 유럽에서 큰 주목을 받았는데 그것은 전적으로 막스 뮐러Max Müller와 파울 도이센Paul Deussen의 열정적인 노력 덕분이다. 그 이후 샹까라에 초점을 둔 수많은 학술서들이 쏟아져 나왔다는 점에서 두 학자의 노고는 합당한 결실을 맺은 것으로 판단된다. 실제로 샹까라의 작품은 '아직까지도 불명확한 채로 남아 있는 다른 베단따 학자들의 작품' 을 망각시킬 정도로 각별한 주목을 받았다. 하지만 스승이자 형이상학자인 이 8세기 사람의 사상엔 본질적으로 흥미를 유발시킬 수밖에 없는 요소가 있을 것이다. 샹까라의 작품엔 엄격한 철학적 논의와 신비적 직관으로 고양된 표현들이 이채롭게 조화를 이루고 있는데 바로 이 점이 인도와 해외에서 샹까라에 대한 관심을 지속적으로 증폭시켰을 것이다.

1950년대 초, 샹까라에 대한 연구에 새로운 추진력을 주었던 두 개의 중요한 전환점이 있었다. 먼저 언급할 수 있는 것은 파울 하커Paul Hacker와 나카무라 하지메Nakamura Hajime 그리고 다니엘 잉걸스Daniel H. H. Ingalls의 철두철미한 연구 성과물들이다. 이들은 샹까라의 작품들에 대한 연대기적 정황을 정의했는데 이들의 연구를 통해서 비로소 샹까라의 철학은, 그 이전의 불이론 철학이나 그 이후 추종자들의 철학과 도 분명하게 구별되었다.

두 번째는 지금까지 알려지지 않았던 새로운 문헌을 발견함으로써 여태까지 알려지지 않은 샹까라 철학의 새로운 측면을 드러내는 것이 었다. 새로 발견된 문헌, 『요가경 주해 비와라나*Yogasūtrabhāṣyavivaraṇa*』[1] 는 '빠딴잘리Patañjali의 『요가경*Yogasūtra*』에 대한 뷔야사Vyāsa의 주석'에 대한 복주인데 이 문헌은 샹까라의 진작眞作으로 보인다. 물론 이 "새 로운" 문헌이 실제로 샹까라의 작품인지 여부는 좀더 검증되어야 한 다.[2] 그럼에도 불구하고 이 문헌이 존재한다는 사실 자체가 여러 가지

---

1) 『요가경 주해 비와라나*Yogasūtrabhāṣyavivaraṇa*』는 1952년에 마드라스에서 처음 출판되었는데 편집자와 서명은 다음과 같다. Polakam Sri Rama Sastra and S. R. Krishnamurthi Sastri(eds.), *Pātañjalayogasūtrabhāṣyavivaraṇam of Śaṅkarabhagavatpāda.*

2) 파울 하커Paul Hacker는 이 문헌을 샹까라의 진작으로 간주한다. 이 점에 대해 서는 Hacker 1968~69, p. 147을 참조;
한편, 틸만 페터Tilmann Vetter는 하커의 주장에 동의하지만 '신에 대한 이론' 을 제외하고는 이 작품이 샹까라의 오리지널 작품이 아니라고 주를 달고 있 다. Vetter 1979, p. 21;
마에다 센가쿠Mayeda Sengaku는 기본적으로 하커의 주장에 동의하지만 이 문 헌의 진 · 위 여부에 대해서는 판단을 유보한다. 이점에 대해서는 Mayeda 1979, p. 6을 참조;
반면, 이 문헌과 관련해서 세 편의 일본어 논문을 발표했던 나카무라 하지 메Nakamura Hajime는 "이 문헌이 샹까라의 진작이라는 것을 의심할 만한 요소 가 없다"고 평결한다. Leggett, 1981, p.xviii에서 재인용;
베츨러Albrecht Wezler는 '샹까라가 이 문헌의 원작자라는 것이 하커의 주장으 로 확립된 것' 으로 간주하지 않았다. 하지만 베츨러는 '샹까라가 처음에는 요가 추종자였다' 는 하커의 주장엔 동의한다. 이 점에 대해서는 Wezler

중요한 논점을 야기했는데 그 중에서도 가장 주목할 수 있는 것은 샹까라의 베단따 철학에서 요가yoga가 차지하는 역할이 무엇인지에 대한 것이다. 본서 역시 이 문제를 다루면서 요가 수행의 본질적인 측면이라 할 수 있는 명상meditation에 대해 논의하고 또 그 과정에서 '해탈에 대한 샹까라의 가르침'을 이해할 수 있는 열쇠가 바로 명상이라는 것을 논의할 것이다.

놀라운 사실은 '샹까라가 명상을 어떻게 다루었는지'에 대한 학문적인 논의가 드물었다는 점이다. 이 주제가 대두될 때마다 명상과 해탈의 관계는 피상적으로 다루어진 감이 있는데 이것은 사실 여러모로 예상된 것이기도 하다. 어쨌든 샹까라는 종교적 행위와 지혜가 양립할 수 없다는 것을 강조하는데 우빠니샤드에 대한 그의 주석 역시 대부분 제식 행위의 효력을 믿지 말 것을 유도하는 논의에서 시작된다. 샹까라가 중요시했던 것은 행위가 아니라 지혜이고 따라서 그는, 지혜가 해탈의 유일한 원천이라는 것을 강조한다. 따라서 명상은 비록 심리적인 것이긴 하지만 일종의 종교적 행위이므로 해탈의 수단에서 배제될 수밖에 없다. 그럼에도 불구하고 분명한 것은 샹까라가 명상을 하나의 예비적인 훈련으로서의 위치를 부여했다는 점이다. 샹까라의 철학에서 명상은 보조적인 역할을 담당할 뿐이지만 명상은 그 이상의 중요

1983, pp. 35~36을 참조;

할파스Halbfass는 이 문헌을 샹까라의 것으로 귀속시킬 수 있을지에 대해서 분명히 의문스럽다고 말하면서도 "『요가경 주해 비와라나Yogasūtrabhāṣyavivaraṇa』의 형식이나 내용을 고려해 보면 『브라흐마경 주해』의 저자가 이 문헌을 작성했을 가능성을 배제할 수는 없다"고 말한다. 이 점에 대해서는 Halbfass 1983, p. 108을 참조.

이상의 모든 학자들은 샹까라의 작품에서 발견되는 다양한 요소 중 『요가경 주해 비와라나Yogasūtrabhāṣyavivaraṇa』에서 사용된 개념과 일치하는 것을 지적했다. 그럼에도 불구하고 아직은 누구도 이 책의 진·위 여부에 대해서 명확하게 증명하거나 혹은 부정하려 하지 않았다.

성을 지니는데 그것은 지혜를 발생시키는 가장 직접적인 수단이 명상이기 때문이다.

샹까라가 해석학자로서 추구하는 목표와 스승으로서 추구하는 목표 사이엔 근본적인 차이가 있다. 하지만 이 차이는 곧잘 간과되었는데 명상의 경우가 특히 더 그렇다. 해석학적인 논의 과정에서 샹까라는 우빠니샤드에서 발견되는 명상의 중요성을 낮게 평가하고 있다. 더욱이 샹까라의 작품은 대부분 주석서이므로 자신의 가르침을 펼치기보다는 주석학적인 노력에 더 치중되어 있다. 하지만 다행인 것은 이제, 샹까라의 진작 중 하나로 알려지기 시작한 『천 가지 가르침 *Upadeśasāhasrī*』이라는 독립된 문헌을 언급할 수 있게 되었다는 것이다. 이 문헌의 산문편은 불이론 철학의 입문서 역할을 하고 있는데 여기서 샹까라가 공들여 논의하는 방법은 전설적인 성자 야갸왈꺄 *Yājñavalkya*가 『브리하다란야까 우빠니샤드*Bṛhadāraṇyakopaniṣad*』 2.4.5에서 설명했던 것과 대단히 유사하다. 야갸왈꺄가 말한 세 가지 방법론, 즉 '듣는 것聞, śravana, 숙고하는 것思, manana, 지속적으로 명상하는 것修, nididhyāsana' 이라는 옛 가르침은 최고의 지혜로 이끄는 것이다. 첫 단계인 '듣는 것' 은 제자가 스승으로부터 성전의 성구聖句를 듣는 것이고 그 다음 단계인 '생각하는 것' 은 성구의 의미를 깊게 숙고하는 것이며, 마지막 단계인 '지속적인 명상' 은 배우고 숙고한 것을 지속적인 명상 속에서 몰입하는 것이다. 샹까라는 이 세 가지 방법론을 받아들였고 또 그것을 자신의 불이론 베단따의 원리들에 의거해서 설명했다.

요가가 샹까라의 작품에 영향을 주었다는 것은 샹까라의 명상관에서 분명하게 드러난다. 하지만 요가와 불이론의 친연성을 암시하는 요소들은 '두 학파가 명상을 인정한다는 공통분모' 를 훨씬 뛰어 넘는 수준이다. 샹까라는 뷔야사Vyāsa의 『요가경 주해*Yogasūtrabhāṣya*』에서 표현된 개념들에 많은 영향을 받았던 것으로 보이는데 샹까라의 철학에서 발견되는 몇몇 특별한 개념들의 경우, 그 개념의 기원을 뷔야사의 주석으로 소급할 수 있을 정도이다.

샹까라와 요가의 관계를 심도 있게 연구했던 최초의 학자는 하커 Paul Hacker이다. 하커는 "『요가경 주해 비와라나*Yogasūtrabhāṣyavivaraṇa*』가 『브라흐마경 주해*Brahmasūtrabhāṣya*』를 작성한 바로 그 샹까라의 작품이라는 사실은, 샹까라가 처음에는 요가 수행자였고 나중에 불이론자가 되었다는 것을 전제로 해야 성립될 수 있다"고 주장했다.[3] 하커의 통찰은 대부분 탁월한 가치를 지니지만 몇 가지 함축적인 가설은 다소 의심스런 것으로 보인다. 특히, 하커의 주장과 달리 '불이론과 요가가 철학적으로 대립한다는 관념'을 지지하는 증거는 거의 없다. 그 반대로 샹까라 작품에서 발견되는 요가적 요소가 그의 불이론 베단따에서 필수적인 역할을 하는 것으로 판단된다.

샹까라는 요가를 '빠딴잘리의 『요가경*Yogasūtra*』에 의거한 사상 체계'로 간주하지 않았다. 그는 빠딴잘리의 『요가경』을 단순히 하나의 '요가 문헌yogaśāstra'으로 언급할 뿐이다. 샹까라는 다수의 '요가 문헌들śāstra-s'들에 대해서도 잘 알고 있었던 것으로 보이지만 그중 어떤 한 권에만 특별한 권위를 부여하거나 어떤 한 권만을 인용했던 것도 아니다.[4] 더욱이 샹까라는 요가의 가르침이 '요가 문헌yogaśāstra'들에만

---

3) "Ist das Yogabhāṣyavivaraṇa ein Werk desselben Śaṅkara, der das BSBh verfasst hat, so lassen sich unter der Annahme, dass dieser zuerst Yogin war und dann Advaitin geworden ist", Hacker 1968, p. 124.

4) 『따이띠리야 우빠니샤드*Taittirīyopaniṣad*』 1.6.2에 대한 주석에서 샹까라는 '요가 문헌들에서 잘 알려진yogaśāstreṣu prasiddhā' 수슘나 나디suṣumnā nāḍī를 언급하고 있다. 이와 유사하게 샹까라는 『바가와드 기따』 6장에 대한 주석 서문에서도 여러 종류의 요가 문헌yogaśāstra들을 언급한 바 있다. 『브라흐마경』 1.3.33, 2.4.12에 대한 주석에서도 샹까라는 요가문헌yogaśāstra들의 권위를 언급한 후 『요가경*Yogasūtra*』의 경문을 인용하기도 했다.

국한된 것으로 간주하지 않았다. 심지어 우빠니샤드들도 비록 체계적이지는 않지만 요가를 설명하고 있는데 우빠니샤드가 요가를 언급했다는 것만으로도 샹까라가 요가 수련의 정당성을 받아들였던 충분한 이유가 된다. 본 연구에서 다룰 요가는 대부분 샹까라가 이해한 의미로서의 요가이다. 요가가 하나의 전문적인 문헌에서 제시되었건 혹은 덜 체계적인 방식으로 제시되었건 분명한 것은 '요가가 정신적이고 육체적인 다양한 훈련법을 지닌 변혁의 수단'이라는 것이다. 정신적이고 육체적인 수행의 목적은 수행의 결과로 생겨난 힘을 통해 몸과 마음을 지배하는 것이다. 바로 이 '요가의 힘'이 변혁의 동인이다. 이것은 또한 요가 수행자가 초인간적인 업적을 이루게 하는 수단이기도 하다. 바로 이 힘은 해탈을 추구하는데 장애 요소라 할 수 있는 '인간 개인이 지닌 한계'를 극복하는데도 활용될 수 있다.

본 연구를 진행하는데 있어 반드시 선결해야 할 두 가지 예비적인 문제가 있다. 첫 번째는 샹까라에 대한 연구 방법론에 대한 것이다. 잉걸스가 제기한 문제를[5] 논외로 하더라도 샹까라에 대한 최근의 연구 중 단 몇 개만이 이 복잡한 인물에 접근하는데 장점을 가진 것으로 간주된다. 샹까라는 스승이면서 동시에 형이상학자, 신학자, 신비가였고 또 인도에서는 신화의 주인공이었다. 하지만 샹까라에 대한 연구는 대체로 두 가지 차원에만 한정된 감이 없지 않다. 다시 말해서 샹까라는

하지만 대부분의 경우 샹까라가 인용한 요가문헌yogaśāstra이 정확히 어떤 것인지를 확인할 수 없다. 예를 들어 『브라흐마경 주해』 2.1.3에서 샹까라는 "이제 진리를 통찰하는 수단인 요가를 설한다atha tattvadarśanopāyaḥ yogaḥ"라는 문장을 인용하지만 우리는 이 인용문의 출처를 알 수 없다. 한편, 레깃Trevor Leggett은 이러한 인용문들을 찾아 모았는데, 이 점에 대해서는 Leggett 1981, p. xxv. 이하를 참조.

5) Ingalls 1952, p. 1~14.

단순히 문헌의 저자(주석가)로 그리고 자신의 책에서 질서 정연하고 예측 가능한 방법으로 논의를 전개하는 철학자로만 간주되어 왔다. 샹까라를 연구할 수 있는 합당한 연구 방법론을 확립하는 것은 쉽지 않지만 여기서는 일단 최근의 연구 성과에 대한 비판적인 논의에서부터 시작하고자 한다.

두 번째 문제는 용어를 정의하는 것이다. 학계에서나 대중적으로나 명상에 대해 관심이 대단히 높아졌음에도 불구하고 놀라운 것은 아직까지도 명상의 본질이 명료하게 드러나지 않았다는 점이다. 샹까라가 명상을 어떻게 다루었는지를 살펴보기에 앞서 먼저 명상, 관상에 상응하는 산스끄리뜨 용어를 분석하고 또 명상meditation, 관상contemplation이라는 용어를 명확하게 정의할 필요가 있을 것이다.

이 두 가지를 논의한 후 '샹까라가 요가를 어떻게 이해하는지에 의거해서' 그의 작품을 재검토하고자 한다. 본 연구에서 핵심적인 것은 해탈에 대한 샹까라의 가르침을 특히 명상과 관련해서 살펴보는 것이다.

샹까라에 대한
연구 방법론

I. 샹까라에 대한 연구 방법론

1952년, 잉걸스Ingalls 교수는 샹까라를 연구하기 위해서는 역사적인 방법론을 적용한 새로운 접근 방식이 필요하다고 역설한 바 있다.[1] 그는 역사적 연구 방법론의 도움 없이는 더 이상 샹까라의 사상을 철학적으로 분석하는 작업이 진척되지 못할 것이라고 주장했는데, 바로 이 시기에 다른 두 명의 학자, 파울 하커Paul Hacker와 나카무라 하지메 Nakamura Hajime는 샹까라 연구에 새로운 방향을 제시하는 연구에 몰두하고 있었다.

고故 하커Hacker의 귀중한 논문들이 출판되기 전에는 '전통적으로 샹까라의 것으로 귀속된 수백 개의 작품' 중 어떤 것이 그의 진작으로 간주될 수 있을지조차 거의 불확실했다. 단 하나의 주목할 만한 예외

---

1) Ingalls 1952, p. 5.
  ＊ 잉걸스에 따르면 샹까라 철학을 연구하는 방법은 전통적 방법에 기초한 연구, 철학적 방법에 기초한 연구, 역사적 방법에 기초한 연구와 같은 세 종류이다. 이 중에서 두 번째의 것은 파울 도이센Paul Deussen에 의해서 확립되었고 세 번째의 역사적 방법론은 파울 하커Paul Hacker, 나카무라 하지메中村元에 의해 확립되었는데, 주목할 수 있는 것은 샹까라의 저작에 대한 진·위작 판별의 기준을 제시했던 하커의 연구 성과이다.

는 『브라흐마경 주해*Brahmasūtraabhāṣya*』인데 이 문헌은 의심할 바 없이 샹까라의 진작이다. 『브라흐마경 주해』는 샹까라의 최대 걸작*magnum opus*이자 그가 저술했다고 전해지는 다른 작품들의 진·위 여부를 판정하는데 하나의 기준이 되는 문헌이다.* 잉걸스는, 샹까라의 직제자들이 샹까라의 작품으로 인용했거나 혹은 복주를 남긴 사실에 의거해서 『브라흐마경 주해』 외에 오직 세 개의 작품만을 샹까라의 진작으로 간주했다. 수레쉬와라*Sureśvara*의 『평석*Vārttika*』들이 존재한다는 것은 『따이띠리야 우빠니샤드』와 『브리하다란야까 우빠니샤드』에 대한 샹까라 주석이 진작이라는 유력한 증거가 된다.** 이와 마찬가지로 수레쉬와라가 자신의 저작 『무위無爲의 완성*Naiṣkarmyasiddhi*』에서 『천 가지 가르침*Upadeśasāhasrī*』이라는 문헌을 무수히 인용했다는 것은 『천 가지 가르침』이라는 이 독립적인 문헌이 샹까라의 진작이라는 것을 암시한다. 하지만 여기서 분명한 것은 진·위작 판별을 위해서는 다른 기준도 필요하다는 것이다.

진·위작 여부를 판단할 수 있는 추가적인 기준에 대한 첫 번째의 돌파구는 '샹까라 작품의 간기刊記, colophon에 나타나는 중요한 패턴'을 발견했던 하커에 의해 제시되었다.[2] 하커는 '『브라흐마경 주해』와 비교

---

* 샹까라의 『브라흐마경 주해』는 샹까라의 최대 걸작이자 '그의 것으로 알려진 300여 작품들의 진·위 여부를 구별하는 기준'이 된다. 다시 말해서, 샹까라의 경우 진·위작 판별 작업이란 '그 기준이 무엇이든' 일단 『브라흐마경 주해』와 일치하는 작품이 "『브라흐마경 주해』의 작자(bhāṣyakāra=Śaṅkara)"와 동일 인물의 것으로 간주된다.

** 수레쉬와라는 샹까라의 직제자로 알려져 있고 샹까라의 주석을 재차 해설하는 문헌을 남겼다. 따라서 수레쉬와라의 저술에 언급되거나 혹은 그가 재차 해설했던 문헌은 샹까라의 진작일 가능성이 높다.

2) Hacker 1978, pp. 175~186. 이 논문은 1947년 *New Indian Antiquary*, 9호에 게재된 논문이고 원제는 「샹까라아짜르야와 샹까라바가와뜨빠다 : 저자 문제에 관련된 예비적인 고찰Śaṅkarācārya and Śaṅkarabhagavatpāda. Preliminary Remarks Concerning the Authorship Problem」이다. 이 논문의 개정판은 슈미트하우젠Lambert

해 볼 때 샹까라의 진작일 것으로 짐작되는 작품의 경우 간기에 저자가 샹까라 바가와뜨Śaṅkarabhagavat로 기록되어 있고, 반면 진작으로 보기에 의심스런 문헌의 경우 대개 저자가 샹까라아짜르야Śaṅkarācārya로 되어 있다는 것을 발견했다.[3] 실제로 샹까라아짜르야Śaṅkarācārya라는 바로 이 명칭은 몇 가지 혼동의 원인이 될 수 있는데 그 이유는 샹까라아짜르야라는 명칭은, 전통적으로 샹까라가 건립했다고 전해지는 네 승원에서 대대로 계승되고 있는 승원장들의 명칭이기도 하기 때문이다.*

그 후 하커는 특정 전문용어에 대한 샹까라의 용법을 면밀하게 분석

Schmithausen이 편집한 *Paul Hacker : Kleine Schriften*, Band. 15 (Wiesbaden, 1978), pp. 41~58에 수록되어 있다.

3) 경어 "아짜르야ācārya는 일반적으로 스승 혹은 영적인 스승을 의미한다. 바가와뜨bhagavat라는 명칭은 '가장 거룩한 분'이라는 의미를 지니고 있다. 샹까라는 또한 그의 제자들에 의해서 바가와뜨빠다(bhagavatpāda, 문자적 의미는 '신성한 발을 가진 자') 혹은 바가와뜨뿌즈야빠다(bhagavatpūjyapāda, 경배되어야 할 발을 가진 자)"로 불리기도 했다.

** 하커Hacker가 지적했듯이 샹까라의 직제자들과 복주자들은 샹까라를 샹까라아짜르야Śaṅkarācārya로 불렀던 것이 아니라 '브하쉬야까라Bhāṣyakāra, 주석자', '샹까라Śaṅkara', '바가와뜨빠다Bhagavatpāda', '바가와뜨뿌즈야빠다Bhagavatpūjyapāda', '바가완 브하쉬야까라Bhagavān Bhāṣyakāra'로 불렀고 그 이후의 불이론자들은 샹까라를 '바가와뜨빠다아짜르야Bhagavatpādācārya', '바가와뜨뿌즈야빠다아짜르야Bhagavatpūjyapādācarya'로 불렀다는 점에서 저자명이 '샹까라아짜르야Śaṅkarācārya'로 된 저작에 대해 일단 의심할 수 있다. 하지만 '샹까라아짜르야'는 표현은 필사자에 의해 바뀌었을 가능성도 있으므로 절대적인 기준은 아니다.

* 샹까라는 네 곳의 승원을 건립했다고 하는데 그것은 남부의 쉬링게리Śṛngeri의 쉬링게리마타Śṛṅgerimaṭha, 동부 뿌리puri의 고와르드하나마타Govardhanamaṭha, 서부 드와라까Dvārakā의 샤라다마타Śāradāmaṭha, 북부 바다리나타Badarīnātha의 즈요띠르마타Jyotirmaṭha이다. 샹까라의 직제자 4명은 각각 사원의 원장이 되고 그들의 후계자들이 각각 제3대 샹까라아짜르야Śaṅkarācārya, 4대 샹까라아짜르야 …… 라는 식으로 그 이름을 물려받았기 때문에 그들의 저작과 본서에서 다룰 '최초의 혹은 위대한ādi' 샹까라(=깔라디의 샹까라)와 이름 상의 혼동은 불가피했을 수 있다.

함으로써 진·위작 판별에 대한 보다 근본적인 방법론을 발견했다. 하커는, 샹까라가 사용한 전문용어 무명avidyā, 명색nāmarūpa, 마야māyā, 자재신Īśvara의 의미가 그 이후의 불이론자들의 용법과 확연히 구별된다는 것을 밝혔다.** 따라서 이 용어들을 검토하는 것은 "의심스러운 작품이 흘러 나가기에는 충분히 넓은 망이고 또 진작 혹은 진작 중에서 변형되거나 발전된 작품을 걸러내기에 충분한 촘촘한 망"[5]으로 믿었던 하커의 연구 작업에서 핵심 요소가 되었다.

하커의 결론은 『천 가지 가르침』만이 샹까라의 유일한 독립적인 저작이고 나머지의 진작은 모두 주석서bhāṣya이라는 것이다. 그 주석서는 『브라흐마경 주해』, 『바가와드 기따 주해』 그리고 10개의 우빠니샤드, 즉 『브리하다란야까Bṛhadāraṇyaka』, 『찬도갸Chāndogya』, 『이샤Īśa』, 『께나Kena』, 『까타Kaṭha』, 『따이띠리야Taittirāya』, 『아이뜨레야Aitreya』, 『문다까Muṇḍaka』, 『만두꺄Māṇḍukhya』(가우다빠다송을 포함), 『쁘라쉬나Praśna』에 대한 주석이다. 하커는 또한 뷔야사Vyāsa의 『요가경 주해Yogasūtrabhāṣya』에 대한 복주 『요가경 주해 비와라나Yogasūtrabhāṣyavivaraṇa』 그리고 『아빠스땀브하 다르마 수뜨라Āpastambhadharmasūtra』 중의 한 장章인 『아드흐야아뜨마 빠딸라Adhyātmapaṭala』를 샹까라의 진작으로 인정하고 있다. 마에다

** 하커는 이 논문에서 샹까라의 전문 용어인 무명avidyā, 마야māyā, 명색nāmarūpa, 자재신Īśvara의 의미가 후대 불이론의 의미와 다르다는 것을 밝히고 따라서 위 전문용어와 용법이 일치하는 문헌을 『브라흐마경 주해』를 작성한 저자(= 샹까라)의 작품으로 간주한다. 하커에 따르면 『브라흐마경 주해』에서 마야māyā는 철학적인 중요성이 없고 대신 명색nāmarūpa이 핵심 개념이지만 '샹까라의 것으로 의심스런 문헌' 혹은 후대 문헌의 경우 그 반대로 명색 개념이 거의 발견되지 않고 대신 마야가 철학적으로 중요한 개념으로 등장한다. 또한 『브라흐마경 주해』에서 이슈와라는 '최고의 브라흐만'과 사실상 동의어이지만 후대 문헌에서 이슈와라는 '낮은 차원의 브라흐만'으로 간주된다. 하커의 연구 성과는 나카무라 하지메中村元, 마에다 센가쿠前田專學, 앤서니 엘스턴A. J. Alston 등 많은 학자들에게 계승되었다.

5) Hacker 1968, p. 147.

센가쿠Mayeda Sengaku는 그가 남긴 몇몇 귀중한 논문들에서 하커가 제시한 방법론이 타당하다는 것을 입증했다.[6] 이 논문들은 모두 『브라흐마경 주해』라는 한 개의 특별한 주석서가 샹까라의 진작이라는 확신적 물증을 제공한다.

하커 교수의 또 다른 연구는 샹까라의 철학이 발전해 가는 단계를 도표화하는 것이었다. 하커는 『요가경 주해 비와라나Yogasūtrabhāṣyavivara-ṇa』, 『만두캬 우빠니샤드 주해』, 『따이띠리야 우빠니샤드 주해』 그리고 『천 가지 가르침』의 제19장과 17장을 샹까라의 초기 작품으로 간주하였다.[7] 위 작품들은 샹까라의 작품에 대한 유력한 연대기를 확립하는데 있어서 첫 단계를 대표하는 것들이다. 이 점에 대한 추가적인 연구는 틸만 페터Tilmann Vetter에 의해서 진행되었다.[8]

다니엘 잉걸스와 나카무라 하지메는 샹까라의 철학과 초기 베단따 학자들의 철학을 구별하는 열쇠로 『브라흐마경』에 대한 브하스까라Bhāskara의 주석을 활용했다. 브하스까라의 주석은 샹까라 사후(서력으로 약 750년경)[9]에 곧바로 작성된 것으로 보이는데, 주목할 수 있는 것은 브

---

6) 『바가와드 기따 주해』, 『께나 우빠니샤드 주해』, 『만두캬송 주해』와 『천 가지 가르침』의 진·위 여부를 조사한 논문에서 마에다Mayeda는 '하커가 제시한 기준 외에 다른 기준을 적용한다면' 샹까라의 '복주들sub-commentaries'이 존재할 가능성도 고려하고 있다. 마에다의 논문들에 대해서는 본서의 참고 문헌을 참조.

7) Hacker 1968, p. 135.

8) 이 점에 대해서는 페터Vetter, 1979를 참조.

9) 샹까라가 생존했던 시기가 서력 788~820년이라는 것은 꽤 최근까지 일반적으로 통용되었다. 나카무라 하지메Nakamura Hajime는 샹까라의 생존 시기를 700~750년으로 끌어 올렸다. 이 점에 대해서는 나카무라 하지메Nakmura 1983, p. 87(오리지널 일본어판은 1955년에 출판되었음)을 참조.
   잉걸스D. H. Ingalls와 포터Karl H. Potter는 나카무라의 주장을 받아들이고 있지만 나카무라의 주장에 동의하지 않는 학자들도 있다. 예를 들어 페터Tilmann

하스까라의 주석이 샹까라의 주석과 놀라울 정도로 유사하다는 점이다. 그렇지만 두 주석서의 철학적 관점은 근본적으로 다르고 더욱이 브하스까라는 샹까라를 신랄하게 비판하고 있는데* 이 점에 대해서 잉걸스는 샹까라의 해탈관에 대한 브하스까라의 비판, 즉 "우리들은 당신이 말한 종류의 해탈을 얻느니 차라리 숲속의 자칼이 될 것"[10]는 문장을 적절하게 인용한 바 있다. 이와 같은 반감을 고려해 볼 때 브하스까라가 샹까라의 주석에 의거했을 가능성은 거의 없다. 그럼에도 불구하고 샹까라의 주석서와 브하스까라의 주석서에서 거의 동일한 문장이 공통적으로 발견되는 경우가 허다한데 이것은 두 주석서가 그 이전의 주석가에 의거했다는 것을 암시한다. 잉걸스는, 아직 확인할 수 없는 이 베단따 주석가를 '첫 주석자Proto-commentator' 로 부른다.[11] 샹까라에 대한 브하스까라의 비판은, 샹까라의 주석이 '첫 주석자' 의 의도와 다를 경우에 집중된 것으로 보인다.**

나카무라Hajime Nakamura는 『브라흐마경』의 원문을 읽고 또 샹까라와

Vetter는 샹까라의 생존 시기를 650~800년으로 간주하는 것이 가장 정확하다고 말한다. 이 점에 대해서는 Vetter 1979, p. 11을 참조.

* 샹까라에 대한 비판은 불교나 자이나 등 타 학파에서 시도된 것이 아니라 동일한 베단따 학자 중 불이론의 반대파에 의해 제기되었다. 불일불이설不一不異說을 주장하는 브하스까라 그리고 제한불이론 베단따의 라마누자, 야무나 등이 대표적이다. 비판자들은 대체로 '마치 물과 거품이 동일하지도 다르지도 않듯이 그와 같이 브라흐만과 아뜨만은 동일하지도 다르지도 않다' 는 입장에서 '브라흐만과 아뜨만의 불이不二' 를 주장하는 샹까라를 강하게 비판한다. 대체적으로 『브라흐마경』 자체는 불이론보다는 불일불이설에 가까웠던 것으로 알려져 있다.

10) Ingalls 1952, p. 8

11) Ingalls 1952, p. 10. 하지만 클라우스 뢰핑Klaus Rüing은 잉걸스의 결론에 대해 의문을 제기한다. 이 점에 대해서는 Rüing 1977, pp. 25, 65 이하를 참조.

** 브하스까라는 아마도 원 주석가의 불일불이설을 충실히 따랐던 것으로 보이지만 샹까라는 불이론적으로 해석했고 이 이유에서 브하스까라가 샹까라를 유독 강하게 비판했을 가능성이 높다.

브하스까라의 주석을 면밀하게 조사한 후 두 주석서의 내용이 다를 경우, 브하스까라의 주석이 아마도 경문sūtra의 원래적 의미에 가까울 것이라고 결론을 내렸다.[12] 브하스까라의 주석이 실제로 『브라흐마경』의 "원래적" 의미에 꼭 들어맞는지 혹은 단순히 『브라흐마경』에 대한 초기 주석가의 해석을 재현한 것인지 간에[13] 이 사실 자체가 의미하는 것은 샹까라가 자신의 사유 체계에 의거해서 자신의 고유한 사상을 전개했다는 점이다.

잉걸스는, 샹까라의 작품에 접근할 수 있는 세 가지 근본적인 접근 방식을 '전통적 방법론', '역사적 방법론', '철학적 방법론'으로 열거한 바 있다.[14] 이 중에서 가장 유용한 자료는 철학적인 것인데, 그것은 대개 비교철학적인 것이다. 샹까라의 사상은 플라톤, 플로티노스, 성 토마스 아퀴나스, 마이스터 에크하르트, 칸트, 피히테, 브래들리 등 고대와 현대 철학자들과 폭넓게 비교되었다. 또한 샹까라의 사상은 종종 그의 관심이 생철학적인 논의에 있다고 간주하는 현대 철학자들의 편에서 담론의 시발점이 되기도 했다. 너무나도 많은 학자들이 이 분야에서 연구를 했기 때문에 특별히 이름을 꼬집어 거명하는 것조차 힘들다. 칼 포터Karl H. Potter의 『인도철학사전』(제1권 문헌 목록)[15]을 얼핏 훑어보는 것만으로도 샹까라에 대한 연구 범위를 충분히 알 수 있을 것이

---

12) Nakamura 1983, p. 459.

13) 불이론 베단따Advaita Vedānta를 신봉하는 사람들은 샹까라가 『브라흐마경』의 경문들이 지닌 "원래적" 의미를 재발견했다고 주장할 것이다. 또한 그들은, 샹까라 이전에 있었던 최초 주석가의 해석이 반드시 『브라흐마경』의 경문들에 대한 초기 해석을 대표할지에 대해서도 의문을 제기할 것이다.

14) Ingalls 1952, p. 4.

15) 서지 사항은 다음과 같다. Karl H. Potter, *Bibliography of Indian Philosophies. The Encyclopedia in Indian Philosophies*, vol. 1 (Delhi : Motilal Banarasidass, 1974), p. 111 이하를 참조.

다.

샹까라에 대한 비교적 최근의 연구물은 역사적 방법론에 의거한 것이다. 이 중에서도 가장 주목할 수 있는 학자는 하커, 나카무라, 잉걸스 그리고 페터이다. 이 학자들이 샹까라를 연구하는데 중요한 공헌을 했음에도 불구하고 역사적 방법론을 샹까라에 적용하는 데는 몇 가지 심각한 결점도 남아 있다. 예를 들어 샹까라의 진작인지 여부에 대한 논의는 몇몇 중요한 문헌에 한정된 경향이 있고 따라서 『식별의 보석 목걸이Vivekacūḍamaṇi』와 같은 문헌은 이제 샹까라의 진작으로 고려되지 않는다. 하지만 이 문헌은 전통적으로 불이론 학파에서 높게 평가되어 왔고 또 불이론 전통에서 필수적인 단편으로 간주되어 왔다. 뿐만 아니라 이 문헌은 학자들에게도 상당이 중요한 철학적 자료를 제시하는데, 일례로 베단따 특유의 형이상학적 가르침이라 할 수 있는 오장五藏, pañcakośa[16]설에 대한 가장 심도 높은 논의가 이 문헌에 담겨 있다. 비록 역사가와 철학자는 『식별의 보석 목걸이』라는 작품을 단순히 위작으로 거절하고픈 유혹을 느끼겠지만 전통적인 방법론대로 베단따를 공부하는 사람은 이 문헌을 면밀하게 연구할 수밖에 없을 것이다. 철학적인 통일성에서뿐만 아니라 베단따에 대한 해석의 심원함에 있어서도 『식별의 보석 목걸이』라는 이 중세 문헌은 결코 그렇게 가볍게 퇴출될 문헌이 아니다. 진·위작 문제는 이 문헌이 제기한 여러 쟁점 중 하나이다.[17]

---

16) 『따이띠리야 우빠니샤드』 2.1. 이하에서 설명된 장藏, kośa들은 자아를 둘러 싼 덮개들sheaths을 의미한다. 층층으로 자아를 둘러 싼 덮개는 안쪽으로 갈수록 미세해진다.

17) 샹까라와 '후대의 수많은 샹까라아짜르야Śaṅkarācārya' 들을 구별하기 위해서 이제 샹까라를 '아디 샹까라아짜르야Ādiśaṅkarācārya' (문자적으로는 최초의 샹까라아짜르야를 의미함)로 부르는 것은 인도에서 일반적인 관행이 되었다. '아디 샹까라아짜르야' 는 의심할 바 없이 인도의 전통에서 매우 특별한 위치를 점하지만 그 외의 '샹까라아짜르야' 들은 그 정도까지는 아니다. 전통주의자

역사적 연구 방법론에 입각해서 진행된 몇몇 연구 성과물에서 발견되는 또 하나의 결점은 단일 문헌을 분해하려는 경향이다. 여러 각도에서 다양한 가해자들에 의해서 분해된 대표적인 문헌이 빠딴잘리의 『요가경Yogasūtra』이다. 스탈J. F. Staal은 이 경전을 성립 시기별로 해체하려고 했던 다양한 시도 자체가 얼마나 상호 모순적인지를 보여준다.[18] 샹까라의 작품도 비슷한 운명에 직면할 것이다. 샹까라의 사상적 발전 과정을 도표화하고자 했던 페터Tilmann Vetter는 그의 주도면밀한 연구

들의 시각에서는 '샹까라 자신의 작품'과 '그가 영감을 주거나 저술 활동을 고취시킨 타인의 작품' 사이에 큰 차이는 없다. 인도의 문헌에는, 어떤 작품이 신령스런 존재에 의해 '구술된' 무수한 예가 있다. 이 점에서 다양한 견해를 담고 있는 삼백 여 권의 저작을 한 사람이 작성했다는 통념을 의심하는 것은 정당하다고 할 수 있다. 하지만 전통주의의 관점에서 진·위작 여부란 반드시 문젯거리가 되는 것은 아니다. 그 짧은 생애에 샹까라가 다작을 남겼고 또 종교 지향적인 방대한 스펙트럼으로 표현했다는 사실은 오히려 그가 초인적인 능력을 지녔다는 것을 입증해 주는 추가적인 증거로 간주된다. 현대의 전통주의 학자들은 샹까라의 다양한 작품들을 그의 것으로 귀속시키는 것을 정당화하기 위해 두 가지 논의를 제시한다. 이 중에서 가장 일반적인 것은 '샹까라가 일반인에 대한 자비심으로 일반인도 이해할 수 있는 다양한 수준에 맞추어 저술했다'는 것이다. 마하데완T.M.P Mahadevan은 또 다른 설명을 제시하는데, 그는 '샹까라가 불이론의 가르침을 전파하려는 맥락에서 타 학파에 속한 추종자들의 마음을 끌기 위해 타 학파의 전문용어를 사용했다'고 말한다. 그는 예를 들어 『닥쉬나무르띠 찬가Dakṣiṇāmūrtistotra』가 까쉬미리 샤이비즘Kashimiri Śaivism의 언어로 작성된 이유를 여기서 찾는다. 이 점에 대해서는 Mahadevan 1968, p. 38을 참조.

18) Staal 1975, p. 90 이하를 참조.

* 많은 학자들은 『요가경』의 구성과 사상에 의거해서 『요가경』을 여러 개의 문헌으로 분해했다. 예를 들어 하우에르J. W. Hauer는 『요가경』을 ① nirodha-yoga text 1.1~22, ② Īśvara-praṇidhāna text 2.1~27, ③ kriyā-yoga text 2.28~55, ④ nirmāṇa-citta text 4.1~34로 나눈 후 ④를 초기 문헌으로 간주했다. 파울 도이센Paul Deussen은 『요가경』을 ① text A 1.1~16, ② text B 1.17~51, ③ text C 2.1~27, ④ text D 2.28―3.55, ⑤ text E 4.1~33로 나누었다.

과정에서 『천 가지 가르침』의 산문편이 작성된 연대기적 순서가 '이 문헌의 다양한 교정본에서 발견되는 순서와 다르다는 것'을 발견했다. 그는 『천 가지 가르침』 산문편 제1장의 내용이 제2장 보다 사상적으로 늦은 동향을 보여준다고 주장했다.[19] 물론 페터의 의도는 『천 가지 가르침』을 단편으로 쪼개는 것이 아니었지만 그럼에도 불구하고 그의 주장은 '『천 가지 가르침』이 관련없는 짧은 단편들을 배열한 것에 지나지 않는다'는 결론으로 쉽사리 확대될 수 있다.

분명히, 샹까라의 사상이 발전해 가는 궤적을 추적하는 작업은 타당성을 지닌다. 하지만 본질적인 것은 이러한 방법론이 샹까라의 사상을 연구할 수 있는 다양한 접근법 중 하나일 뿐이라는 사실을 망각하지 않는 것이다. 설사 페터의 결론을 받아들일지라도 『천 가지 가르침』 산문편이 단일 문헌으로 간주될 수 없는 이유는 없다. 그뿐만 아니라 산문편의 세 장이 각각 문·사·수聞思修, śravaṇa-manana-nididhyāsana라는 세 과정에 상응하게끔 의도적으로 배열되었다는 것은 불이론 전통에서 널리 알려진 사실이다.* 샹까라가 실제로 이 세 가지 주제prakaraṇa를 염

---

19) 페터에 따르면 『천 가지 가르침』 산문편 제2장은 샹까라의 첫 번째 불이론 작품으로 추정되는 『만두꺄송 주해』와 시대적으로 대단히 밀접하고 따라서 『천 가지 가르침』 산문편 1장 보다 먼저 성립된 것이다. 이 점에 대해서는 Vetter 1979, p. 75를 참조;
   마에다는 『천 가지 가르침』에 대한 비판적 교정본에서, 그가 의뢰했던 수많은 교정본에서 발견되는 유일한 차이점이란 '산문편이 앞에 있는지 혹은 운문편이 앞에 있는지에 대한 것' 뿐이라고 밝혔다. 그렇지 않으면 주제 prakaraṇa들의 배열 순서가 모든 교정본에서 통일되어 있을 것이다. 마에다에 따르면, 『천 가지 가르침』 운문편의 열여덟 주제는 단순히 '기계적인 방식'으로 배열되었을 뿐이지만 산문편의 세 장은 "서로가 매우 밀접히 연관되어 있고 내용과 형식에서 완벽한 전체를 구성한다". 이 점에 대해서는 Mayeda 1973, p. 65 이하를 참조.
* 『천 가지 가르침』의 산문편은 세 개의 장으로 구성되었는데 제1장은 문·사·수聞思修, śravaṇa-manana-nididhyāsana 중에서 문(천계 성구를 듣는 것)과 관련되고 내용의 대부분은 '우빠니샤드에 대한 인용'으로 채워져 있다. 제2장은 사

두에 두고 산문편을 창작했는지 또는 그의 제자들이 이와 같은 순서로 배열했든지 간에 분명한 것은 산문편이 하나의 통일된 문헌으로서의 지위를 유지할 수 있다는 것이다.

오직 역사적 방법론에만 의거한 연구 방식이 한계를 지닌 것처럼 전적으로 철학적 접근법에 의거한 연구도 한계를 지닌다. 우선 언급할 수 있는 것은 샹까라가 최초의 그리고 가장 훌륭한 철학자라는 가정을 정당화해 줄 만한 것이 많지 않다는 점이다. 오히려 그 반대이다.

> 샹까라는 자신이 문제의 핵심으로 생각한 것 다시 말해서, 해탈mokṣa에 꼭 필요
> 한 가르침에만 몰두했다. …… 그의 제자들은 샹까라의 태도에 깊은 감화를 받았겠
> 지만 그들은 '모든 점에서 논리적 일관성을 갖춘 형이상학적 체계'를 구축하는데
> 힘을 쏟았다.[20]

이 말은 샹까라가 형이상학을 하찮게 생각했다는 것이 아니라 단지 그가 형이상학적 체계를 세우는 것 자체를 목표로 삼지 않았다는 것을 의미한다. 요점은 샹까라의 형이상학적 사고의 정점이 해탈이라는 것이다. 샹까라에 따르면 윤회의 사슬로부터의 해탈은 '브라흐만에 대한 직관적인 지혜(nubhava, 자기 자신이 직접적으로 체험하는 것 : 역주)' 의 직접적인 결과이다. 바로 이 궁극적 실재는 '자아와 브라흐만이 본질적으로 하나이다' 는 것을 지시하는 "네가 그것이다"와 같은 위대한 말씀 mahāvākya으로 표현되었다. 샹까라는, 해탈을 강조하는 것이 종교적으

(천계 성구의 의미를 숙고하는 것)에 해당하며 제자와 스승의 논의로 채워져 있고 천계 성구는 하나도 인용되지 않았다. 제3장은 수(지속적인 명상)에 해당하는 것으로 빠리상캬나parisaṃkhyāna 명상법을 설명하고 있다.

20) Ingalls 1953, p. 72

로 더 중요하다고 판단했을 경우 이 문제를 좀더 구체적으로 다루기 위해서 원래 다루어야 할 주제까지 무시했던 경우도 적지 않았다. 또한 해석학자로서 샹까라가 담당했던 역할은, 샹까라의 철학을 흠모하는 사람들에 의해 곧잘 간과되기도 했다. 샹까라의 작품은 표면적으로는 단순히 스콜라티시즘 혹은 신학으로 폄하될 가능성도 있지만 이 중 어떤 것도 현대 철학자의 시각을 만족시킬 만한 수준의 것은 아니다.

해탈에 대한 샹까라의 가르침을 온전하게 탐구하기 위해서는 전통적인 방법론을 고려하는 것이 필수적이라 할 수 있다. 하지만 불행하게도 전통적인 방법론은 일반적으로 호교론자들, 즉 샹까라의 사상이 지닌 심오함을 학문적으로 조명하지도 않고 또 불이론자로서 살아야 할 삶의 방식에 대해서도 고민하지도 않았던 것으로 보이는 바로 그 호교론자들만의 독점 영역으로 여겨져 왔다. 물론 엄밀히 말하자면 '전통적인 접근'이란 실천가를 위한 것이지 학계를 위한 것이 아니다. 전통적인 방법론에 따르면 불이론에 뜻을 품은 자는 전통적인 삶으로 출항하기에 앞서 반드시 스승에게 자신이 더 이상 세속적인 쾌락엔 관심이 없고 오직 해탈을 추구하는 것이 자신의 유일한 욕망이라는 것을 보여주어야만 한다. 위에서 암시했듯이 이 방법은 세 가지로 구성되어 있다. 간단히 말하면 이것은 (1) 스승이 가르친 전통적인 가르침들을 듣고 (2) 자신이 들은 말씀의 의미가 이성적으로 확고히 이해될 때까지 그 의미를 깊게 숙고하는 것이고 그리고 (3) 자아의 참된 본질을 흐리게 하는 무지의 모든 흔적의 제거를 목표로 하는 특별한 종류의 명상 속에서 지적인 통찰을 활용하는 것이다. 이상에서 알 수 있듯이 전통적인 방법론이란 오직 진리에 헌신하고 참된 믿음을 지닌 자에게 적합한 것이다. 하지만 학자들이 자신의 연구 과정에서 이와 같은 방법론을 무시해야 할 이유는 없다. 오히려 그 반대로 '실천가의 사고방식까지 고려하고 있는' 샹까라의 작품을 조사한다면 그가 불이론의 철학

체계를 형성하고자 했던 감추어진 동기를 발견할 수 있을 것이다.

　지금까지의 모든 고찰을 염두에 둔다면 샹까라에 대한 역사적, 철학적, 전통적 접근 방식의 가치를 인정했던 잉걸스 교수의 지침을 따르는 것이 합당한 것으로 보인다. 하지만 본 연구에서는 전통적인 방법론을 특별히 강조할 것인데, 그것은 샹까라의 가르침이 지닌 실천적인 측면에 초점을 둠으로써 '그의 신봉자 집단 외에서는 거의 탐구되지 않은 샹까라 철학의 몇몇 분야'에 접근하기 위해서이다.

　샹까라를 연구하는 방법론에 대한 폭넓은 문제들 외에 추가로 남아 있는 과제도 있는데 그것은 샹까라라는 인물을 어떻게 파악할지를 결정하는 것이다. 인도에서 샹까라의 생애는 대부분 전설적인 이야기에 의거해서 회자되는데 이 설명들에 따르면 샹까라는 불교 및 여타의 이교도 무리에 의해 잠식될 위험에 직면했던 힌두이즘의 참된 가르침을 회복하기 위해 지상으로 내려온 쉬바Śiva의 화신으로 신격화되었다. 그는 이 임무를 위해 하늘을 날거나 다른 육신을 취하는 것 그리고 미래를 예언하는 초자연적인 힘을 부여받았던 것으로 말해졌다. 또 그의 삶에 대한 이야기는 어려서부터 모든 분야의 학문을 터득했고 또 32세라는 짧은 생애에 모든 임무를 완성했다는 경이로움 그 자체이다.

　이와 같은 신화적인 조망은 분명히 역사적, 심리학적, 사회학적인 비판적 접근을 통해 얻은 인식과 모순된다. 하지만 엘리아데Mircea Eliade, 레비-스트로스Claude Léi-Strauss를 비롯한 학자들이 말했듯이 신화적인 사유가 과학적인 사유보다 덜 정확할 것이라고 가정할 필요는 없다. 또한 이와 같은 신화적 이야기를 단순히 '샹까라의 위대성을 귀 엷은 사람에게 각인시키고자 날조한 일화집으로 간주하는 것'은 이러한 태도가 의도하는 비판만큼이나 단순한 것이다. 물론 신화가 하나의 유효한 사고방식을 담고 있다는 것은 분명하지만 그렇다고 해서 신화가 현대 과학의 원천 자료 혹은 근본적인 선구자라는 것을 암시한다는 것은 아니다. 오히려 요점은 사회적, 종교적 혹은 철학적 관심의 영역에서 인지할 수 있는 것 자체를 질문할 때 신화적 사유는 '비판적 연구와 구별되는 가정과 전망'의 토대로서 역할을 한다는 것이다.

부분적으로 볼 때 샹까라와 관련된 신화는 한 개인의 특성 문제에 대한 반응으로 보일 것이다. 듀몽Louis Dumont은 인도 사회에서 한 개인이 어떤 이례적인 것을 대표한다는 사실에 주위를 환기시킨 바 있다. 듀몽의 주장은 '단지 그가 속한 가문이나 카스트와 관련된 집단과의 관계에 의거해서 특정인을 규정하려는 사회'에서 상야신(saṃnyāsin, 출가 유행자)이 유일하게 참된 인간으로 두드러진다는 것이다.[21] 상야신 saṃnyāsin은 자신의 카스트와 같은 정체성을 버리고 해탈을 추구하기 위해 세상을 등진다. 이것은 샹까라를 한 명의 독립된 개인으로 특징짓고 또 그를 사회로부터 통째로 갈라놓는다. 비록 그에겐 스승이 있었고 또 아쉬람āśrama에 거처를 마련했을 것이지만 영적인 실천은 그 자신의 몫이다. 그는 전적으로 그 자신의 것이다. 사회에서 그가 차지하는 독특한 신분 혹은 오히려 '그가 사회에 속박되지 않았다'는 사실은 그를 모든 성가신 현안 문제에서 자유롭게 만든다. 그 결과 듀몽에 따르면, 그는 인도 사상과 인도 사회에서 가장 중요한 혁신가가 되었다.

듀몽의 판단대로 상야신은 '자신의 고유한 특성이, 사회 질서를 파괴하거나 사회를 초월하기 위해 노력하는 것으로 비쳐진다는 사실'에 거북해 했을 것이다. 그렇다면 그 반대로, 세속 사회는 어떻게 상야신에 대한 그들의 불안감을 극복했을까? 만약 상야신이 사회와 완전히 담을 쌓았다면 그는 자신의 안정성을 위협받지 않았을까? 어떤 문헌이 상야신의 지위에 대해 명기하고 있다면 그것은 분명한 해결책이 될 것이고 실제로 마누Manu의 권위 있는 법전 문헌Dharmaśāstra과 같은 여러

---

21) Dumont 1960, p. 42

문헌들은 상야신의 역할과 의무를 서술하고 있다.[22] 하지만 아마도 이
것만으로는 충분치 않을 것이다. 최소한 좀더 대중적인 수준, 다시 말
해서 신화로 포장하거나 혹은 상야신을 초능력자로 이야기하는 것이
상야신에게 더 적합한 상황을 제공했을 것이다. 다중-카스트 마을에
대한 현지 조사에서 쉬리니와스M. N. Srinivas는 '세상 사람들'이 상야신
을 어떻게 인식했는가에 대한 좋은 예를 제공한다.

> 그는 신령스럽고, 그는 생리적인 문제들도 초월할 수 있다. …… 그들은 약간의
> 초목 잎사귀와 신선한 공기만으로 생존할 수 있고 또 일반적으로 치유할 수 없는
> 질병을 치유하고 금속을 금덩이로 바꾸고 심지어 은신술로 그 자신을 보이지 않게
> 도 한다. 상야신의 풍채, 행동거지와 말, 음식 등은 그가 초능력을 구비한 것을 암시
> 하는 방식으로 말해졌다. 날카로운 지성과 냉정함을 지닌 그 마을 사람들이 어떻게
> 그들의 의혹을 그렇게까지 자발적으로 함구하는지에 대해 놀라울 따름이다. ……
> [23]

이 인용문은 일반 재가자가 상야신을 초능력자와 동일시하기를 원
했다는 것을 암시한다. 상야신에 의해 야기된 위협이란 그가 세상 밖
에 있다는 이유에서가 아니라 오히려 그가 환경 밖에 있기 때문인 것
으로 보인다. 따라서 그를 있어야 할 지위로 되돌려 넣음으로써 질서
개념은 회복된다. 이 점에서 비추어 보면 상야신 가운데서도 가장 주
요한 인물 중 하나인 샹까라가 신화적 드라마에서 핵심 인물이라는 것

---

22) 6.33 이하를 참조. 한편, 샹까라는 다르마샤스뜨라dharmaśāstra의 권위를 편파
　　적일 정도로 낮게 본다.
23) Srinivas 1980, p. 162.
　　쉬리니와의 연구는 1948년에 수행된 것인데, 그때는 람뿌라Rampura라는 마
　　을이 아직 도시화의 영향을 크게 받지 않았던 시기이다. 하지만 쉬리니와
　　스가 묘사했던 내용은 적어도 시골에서는 상당히 만연했던 것으로 보인다.

을 발견하는 것은 놀라운 것도 아니다.

인도에서 신화의 영역과 사회 질서는 밀접한 유사성을 지니고 있다. 외견상으론 복잡해 보이지만 다양한 신들과 초능력들의 위계는 고도로 체계화되어 있다. 이러한 양상은 샹까라 신화에서 더 분명히 드러난다. 이 신화에서 주연의 역할은 샹까라라는 이름이 유래한, 수행자의 신 쉬바Śiva로 할당되고, 브라흐마Brahmā는 '샹까라의 주요한 라이벌이었지만 결국 샹까라의 제자가 된 만다나 미쉬라Maṇḍanamiśra'의 역할을 맡는다. 사라스와띠Sarasvatī는 당연히 만다나 미쉬라의 부인 우브하야 브하라띠Ubhaya Bhāratī*가 된다. 아루나Aruṇa, 바유Vāyu, 아그니Agni와 같은 베다의 세 신은 샹까라의 주요한 제자들인 빠드마빠다Padmapāda, 하스따말라까Hastāmalaka, 또따까Toṭaka로 등장한다.[24] 전통적인 전기물에서

---

* 전설에 따르면 만다나 미쉬라는 미망사 학파의 꾸마릴라Kumārila의 제자이지만 바라나시에서 샹까라와의 대론對論에서 패배한 후 샹까라의 제자가 되었고 이름을 수레쉬와라Sureśvara로 바꾸었다고 한다. 만다나 미쉬라와 샹까라의 토론을 중재했던 사람이 만다나 미쉬라의 부인 우브하야 브하라띠 Ubhaya Bhāratī이다. 하지만 나카무라 하지메를 비롯한 학자들의 연구 성과에 의하면 만다나 미쉬라와 수레쉬와라는 별개의 인물로 판단된다. 마에다는 '샹까라와 만다나 미쉬라의 대론과 관련된 전설'이 '브라흐만에 대한 앎을 해탈의 유일한 수단으로 간주하는' 샹까라와 '일상적 의무와 베다적 의례의 실행을 강조하는' 꾸마릴라 브핫따Kumārila Bhaṭṭa, 쁘라브하까라 Prabhākara 그리고 만다나 미쉬라와 같은 철학자로 대표되는 미망사 학파와의 강렬한 충돌상을 반영하는 것으로 평가한다. Mayeda 1979, p. 4를 참조.

24) 자세한 내용은 샹까라에 대한 전기 중 가장 대중적인 것으로 알려진 『샹까라의 세계 정복Śaṅkaradigvijaya』에서 발견된다. 산스끄리뜨 텍스트는 다음과 같다. Vidyaraṇya, *Śrīmacchaṅkara-digvijaya, Advaita-rājyalakṣamī-ṭīkāntargata-viśeṣa-vibhāga-ṭippaṇībhis tathā Dhanpatisūri-kṛta-ḍiṇḍimākhya-ṭīkayā ca sametaḥ*. ed. Mahādeva Cimaṇājī Āpte, Poona : Ānandāśrama Press, 1891. 이 판본은 저자를 비드야아란야Vidyāraṇya로 잘못 기록하고 있고 또 제목도 바뀌었다. 간기colophon에 따르면 저자는 단순히 마드흐와Mādhva로 되어 있고 제목은 『샹끄세빠샹까라자야Saṃkṣepaśaṅkarajaya』이다. 한편 이 문헌에 대한 번역도 있는데 그것은 스와미 따빠스야난다Swami Tapasyananda가 번역한 『*The Traditional Life of Śrīśaṅkarācārya by Mādhva Vidyāraṇ-*

묘사된 샹까라의 생애는 이와 같은 친숙한 용어와 정돈된 맥락에 의거하고 있다.

　샹까라의 독특한 특질을 제거하거나 혹은 최소한 수정하려 했던 설명들 중에서 가장 비판적인 연구는 바로 그 반대의 접근에서 취해졌다. 그 중에서도 가장 극단적인 형태는 바바라 도허티Barbara Doherty의 주장에서 발견되는데, 그녀는 유럽인들이 샹까라를 신화화했던 것으로 인식하고 있다.[25] 유럽에서 샹까라의 신화가 시작된 근원은 19세기 인

-----

ya』 Madras: Sri Rāmakrishna Math, 1978이다. 부언하면 필자는 현재 샹까라의 전기들에 대해 연구하고 있다.

25) 바바라 도허티의 박사 학위 논문 「해탈의 길 : 샹까라, 형이상학자, 신비가 그리고 스승The Path to liberation : Śaṅkara, mataphysician, mystic and teacher」, Ph.D. thesis, Fordham University, New York, 1979을 참조.

도허티는 샹까라에 대한 신화를 조사하면서 여태까지 충분한 관심을 받지 못했던 중요한 쟁점에 대해 논의한다. 그녀의 요지는 샹까라에 대한 신화가 주로 막스 뮐러F. Max Müller와 파울 도이센Paul Deussen의 성급한 찬양에 의해 만들어졌다는 것이다. 위대한 인도학자인 뮐러와 도이센은 한편으론 칸트와 쇼펜하워 그리고 다른 한편으론 스와미 비베까난다Swāmī Vivekānanda의 철학적 사조에 영향을 받았는데 그 두 가지의 영향이 "동일성의 철학에 각광하게 하였다. 우빠니샤드의 사상의 요점을 말했던 샹까라는 '동일성의 철학'을 대표하는 인도철학자로 보였다. 그리하여 샹까라는 자신에게 합당한 것 이상의 명성을 얻었다"p. 14고 도허티는 말했다.

도허티는, 샹까라가 오래 전부터 인도에서 이미 가장 저명한 베단따 옹호자로 자리매김했다는 것을 자각하지 못했다. 하지만 그녀는, 뮐러와 도이센이 서구에서 샹까라에 대한 명성을 부풀렸다는 그녀의 주장을 완벽하게 정당화했다. 그녀의 지적대로 뮐러, 도이센과 같은 19세기의 철학자들은, 샹까라의 작품이 베단따 철학에 대한 원조, 유일한 것이 아니라는 사실을 알지 못했다. 도허티는 샹까라의 신화에 유럽인이 기여한 바를 조사했지만 샹까라 신화의 기원이 인도에 있다는 것을 망각했다. 바로 이 점이 샹까라에 대한 그녀의 독특한 이해를 형성케 했다. 그녀는 다음과 같이 말한다. "샹까라는 사후 몇 세기 후 19세기에 있었던 일련의 역사적 환경 속에서 대단한 인기를 얻게 되었다."p. 251. 하지만 다행히 그녀의 주장과 달리 인도의 신화 제작자들은 유럽에서의 신호를 기다리지 않았다. 인도인들은 독

도학자로 소급된다. 특히 대표적인 사람은 샹까라를 플라톤, 칸트 혹은
쇼펜하워에 상응하는 남아시아의 철학자로 선언했던 파울 도이센Paul
Deussen이다. 심지어 샹까라를 칭송하기를 꺼려했던 학자들조차 그를
'인간'으로, '철학자'로 보는 경향이 있었다. 따라서 샹까라는 일관적
이고 체계적이고 독창적인 사람일 것으로 추측되었다. 반면 이러한 특
성이 결여될 경우 샹까라는 가차없이 비판되었는데, 예를 들어 '샹까
라가 심각한 철학적 이슈를 설명하지 않고 교묘하게 발뺌했던 것으로
보일 경우' 그는 비판가에 의해 문제에 대한 '폐기 처분'이라는 혹평
을 받기도 했다.[26] 샹까라의 작품들에서 발견되는 불일치를 해결할 수
있는 한 가지 방법은 샹까라의 사상이 진화적으로 발전했다는 것을 예
증하는 방식으로 그 사상들을 연대기적으로 재정렬하는 것이다. 이러
한 연대기적 도표를 만드는 것은 '모순으로 가득 차고 활용할 수 없는
자료 덩어리에 불과한 자료들에' 질서감과 명료함을 부여한다. 하지만
이것 역시 새로운 신화를 만드는 것은 아닌가?

　구조주의자의 관점에서, 신화가 말하고자 하는 것을 고찰한다면 이
가정은 그렇게까지 억지스러운 것은 아니다. 레비-스트로스Claude Lévi-
Strauss에 따르면 신화의 목적은 "모순을 극복케 하는 논리적인 모델을
제공하는 것"이다.[27] 바로 이것은 샹까라의 작품에서 연대기적 구조를

일의 인도학자들이 출현하기 훨씬 이전에 이미 그들의 창조적 활동을 시
　작했다.

26) 틸만 페터의 이와 같은 진술은 파울 하커Paul Hacker에 의해 상당히 자세히
　반박되었다. 이 점에 대해서는 Hacker 1972, p. 116의 각주를 참조. 페터의
　언급은 분명히 그가 샹까라를 개별적인 철학자로 간주한 사실에서 유래한
　다. 하커는 이와 같은 태도를 문제시하면서 다음과 같이 말한다. "페터 박
　사의 '폐기 처분'이라는 극렬한 표현은, 만약 샹까라가 유럽의 데카르트
　시대에서 태어났던 외딴 사상가였다면 타당할 것이다. 하지만 인도에서 사
　상가의 업적으로 권장되는 것은 독창성이 아니라 충실하게 전통을 따르는
　것이다."

발견하고자 했던 사람들이 정확히 의도했던 바이기도 하다.* 그럼에도 불구하고 레비-스트로스가 지적했듯이, 진짜로 모순되는 성질의 것은 아예 해결될 수 없다. 그 결과 신화적 담론은 "지적인 충동 그것이 지향하고자 했던 것을 소진할 때까지 나선적인 지혜로 성장한다."[28] 바꾸어 말하면, 모순점들이 중요한 문제를 새롭게 야기하는 한 신화는 그 모순을 해결할 수 있는 '새로운 버전'으로 계속해서 재생산된다고 할 수 있다. 눈에 띄는 변형을 담고 있는 유사한 상황에서 샹까라의 점진적인 변화에 대한 다른 설명을 접할 것이다.

마들렌 비아르도Madeleine Biardeau는 샹까라의 사상적 발전을 고찰하면서 그녀는 먼저 다음과 같이 적절한 주의 사항을 언급한다.

> 아마도, 한 작가의 사상을 지나치게 체계화하는 것 그리고 '다른 문젯거리들에 대해 응답하고 있으므로 각각 독립적인 것으로 보이는 상이한 견해' 들 사이에서 지나치게 관련성을 파악하려는 것에는 위험이 따른다.[29]

그럼에도 불구하고 그녀는 '하나의 일관된 철학 내에서 기본적인 원리들이 철두철미하게 암시되었을 것이라는 전제' 하에 분석을 시작한다. 그녀의 연구에서 핵심은 정의definition에 대한 이론이다. 비아르도는 자신의 이론을 확립하기에 앞서 샹까라가 브라흐만에 대한 어떤 정

---

27) Léi-Strauss 1968, p. 229.
* 샹까라의 작품 A와 B에 모순되는 사상이 발견될 경우 논리적인 해결책은 A혹은 B를 후기 문헌으로 간주하는 것이다.
28) Léi-Strauss 1968, p. 229.
29) Biardeau 1959, p. 87. "Il y a peut-ê tre un danger à vouloir trop systéamtis-er la pensée d'un auteur et à percevoir des relations entre différents aspects de son oeuvre qui se présentent comme indépendants parce qu'ils répondent à des problémes différents."

의를 부여하길 주저하고 다만 브라흐만을 단지 "아니다, 아니다"와 같
은 부정적否定的인 표현만을 사용했다고 주장한다.[30] 그녀는 그 예로
『바가와드 기따 주해』와 『브리하다란야까 우빠니샤드 주해』를 인용하
는데, 두 문헌은 기본적으로 브라흐만을 부정적인 용어로 묘사한 문헌
이다. 하지만 『브라흐마경 주해』와 『따이띠리야 우빠니샤드 주해』의
경우엔 그 반대로 샹까라는 정의의 원칙을 공식화했을 뿐만 아니라 브
라흐만의 본성을 적극적인 용어로 논의하고 있다. 이것이 암시하는 것
은 『바가와드 기따 주해』와 『브리하다란야까 우빠니샤드 주해』가 샹까
라의 초기 작품이고 『브라흐마경 주해』와 『따이띠리야 우빠니샤드 주
해』가 후대의 것이라는 점이다. 바이르도는 후대의 두 작품 중에서 『따
이띠리야 우빠니샤드 주해』를 『브라흐마경 주해』 보다 더 후기의 것으
로 간주하는 경향이 있다.

하커가 제시한 연표는 위에서 언급한 두 작품의 선후 관계를 뒤집는
다.[31] 하커는 『따이띠리야 우빠니샤드 주해』를 초기 작품군에 포함시키
고 『바가와드 기따 주해』를 후기 작품으로 간주한다. 하커의 주장은 샹
까라의 작품 전체에서 발견되는 환영론적 경향과 실재론적 경향 사이
에서 그가 발견했던 긴장감에 대한 조사에 근거한 것이다. 페터 역시
샹까라의 작품에서 발견되는 환영론적 경향과 실재론적 경향 사이의
구별을 활용하지만 그는 이것을 『만두꺄송 주해』와 같은 초기의 (환영
론적) 작품에서 발견되는 부정적인 방법론에서 '자아를 순수의식으로
인식하는 것을 포함한 보다 긍정적 (실재적) 관점으로 이동한 것'과 연
결시킨다.[32] 이러한 입장은 비아르도의 주장과 유사한 것으로 판단된

---

30) Biardeau 1959, p. 100.

31) Hacker 1968, p. 135.

32) Vetter 1979, p. 42 이하 그리고 95 이하.
  * 페터는, 샹까라의 초기 문헌이 'neti neti'와 같은 부정적否定的 표현을 많
    이 담고 있고 후기 문헌은 자아를 다소 적극적으로 표현하는 것으로 파악

다. 하지만 비아르도는 『브라흐마경 주해』 4.1.3 ~5가 『브라흐마경 주해』 1.1.4보다 늦게 성립되었다고 주장하는데 반해 페터는 양자를 구별하지 않는다는 점에서 차이가 있다. 비록 잉걸스는 샹까라의 작품에 대한 연표를 제시하지는 않았지만 그는 『브리하다란야까 우빠니샤드 주해』를 『브라흐마경 주해』보다 "훨씬 더 근본적인 작품"이라고 말한다.[33] 잉걸스가 제시한 연대기는 『브라흐마경 주해』에서 샹까라가 대부분 이 경우 전통을 신중하게 따르고 있다'는 자신의 주장에 근거한 것이다. 반면 『브리하다란야까 우빠니샤드 주해』의 경우 샹까라는 기회가 될 때마다 초기 베단따 학자들의 견해를 거론하며 일부러 이의를 제기하고 있다. 일반적으로 통용되듯이 만약 『브라흐마경 주해』가 샹까라의 명성을 확립시킨 저술이라면, 잉걸스의 주장은 『브리하다란야까 우빠니샤드 주해』가 후기 작품이라는 것에도 적용된다. 이것은 『브리하다란야까 우빠니샤드 주해』를 초기 작품으로 보았던 비아르도의 주장과 정반대가 된다.

어떤 저자의 작품 특히 전통적인 형이상학자의 저술을 '사상적 발전이라는 점'에서 설명하려는 시도는 그 자체가 많은 결점을 지닌다.[34]

하고 있다.

33) Ingalls 1954, p. 295.

34) 할파스Wihelm Halbfass는 다음과 같이 말한다.
"샹까라의 사상적 발전을 재구성하는 것은 필연적으로 가설일 수밖에 없다는 것을 잊지 않는 것이 중요하다. 우리는 샹까라의 다양한 가르침을 연결시킬 수 있는 '사실에 입각한 전기적 뼈대'를 갖고 있지 않다 ; 오히려 샹까라의 다양한 가르침에서 그 뼈대를 구축해야만 한다. 샹까라의 작품은 '교리'를 단순하게 제시한 것이 아니라는 점에서 더욱이 하나의 기본적인 가르침에 대해서조차도 복잡하고 모호한 패턴이 있고 또 문제에 대한 접근 방식이나 표현의 불일치도 상당히 포함하고 있다는 점에서 더 한층 복잡해진다. …… '샹까라 자신은 없다고 생각했던 사상적 불일치와 모순들' 그것을 조사함으로써 샹까라의 사상이 실제로 '변하거나' 또는 '초기에서 후기로 사상이 전개한다는 것'을 보여주는 신뢰할 만하고 명백한 단서를 확인하기 위해서는 극도의 주의가 필요하다." Halbfass 1983, p. 39.

무엇보다 큰 문제는 '샹까라에 대한 다양한 접근 방식을 통해 도출된 다양한 시각들이' 어떤 결론을 도출케 해주는 주요 요소가 될 수 있는 가이다. 또한 여기에는 비아르도가 지적했듯이 샹까라가 어떤 특별한 문제에 대해 직접적으로 답하는 특별한 저작을 남겼다는 부차적인 문제도 있다. 따라서 샹까라의 작품에서 발견되는 차이점들을 단순히 '사상적 발전'이라는 점만으로 설명하기엔 무리가 있다. 그럼에도 불구하고 이와 같은 비판적 연구들 각각은 샹까라의 사상에 대한 귀중한 통찰을 제공하면서 학문상의 중요한 논점을 제시한다. 그리고 이와 같은 연구들은 샹까라의 작품에서 발견되는 역동적인 긴장들, 논리적 모순 그리고 해결되지 않은 의문들을 지적하면서 샹까라의 사상에 대한 추가적인 연구를 독려할 수 있는 논쟁거리를 제공한다. 하지만 그 반대로 몇몇 전통주의자들은 샹까라의 생애나 사상에 내재된 모순점들을 축소하면서 그를 '생명력 넘치는 토론법에 영감을 주지 않는' 지루하고 현학적인 성격을 지닌 사람으로 묘사할 것이다.

누군가는 샹까라에 대한 모든 자료들을 신화적인 담론으로 돌려야 한다고 주장할지도 모르겠다. 전설적인 설명과 마찬가지로 비판적 방법론에 입각한 연구 역시 '샹까라의 생애나 작품에 내재된 모순'들에 대해 질서를 부여하는 노력으로 보일 것이다. 두 가지 접근 방법은 각각 그들 특유의 방식으로 모순점들을 계속 조정할 것이다. 일례로 신화의 경우, 샹까라는 모든 세속적인 집착을 버린 상야신의 전형으로 나타나지만 그럼에도 불구하고 여전히 자신의 어머니와 강한 유대를 형성하고 있었고 또 그녀의 장례식을 거행하면서 전통을 어기기도 했다. 또한 그는 비록 어린 시절부터 금욕을 맹세했지만 그는 까마샤스뜨라Kāmaśāstra의 달인이 되기 위해서 죽은 왕을 다시 살아나게 한 후

확인하기 위해서는 극도의 주의가 필요하다." Halbfass 1983, p. 39.

왕의 몸속에 들어가 왕의 부인들이나 과부들과 쾌락을 탐닉하기도 하였다. 전설적인 이야기와 비판적인 연구는 모두 샹까라의 생애를 재구성하고 복원하는 작업을 수반한다. 두 방법 중에서 어떤 것도 한 가지만으로는 샹까라의 사상을 포괄적으로 이해하는 데 충분치 않다. 물론 양자는 모두 샹까라에 대한 연구 방법론을 발견하는데 도움이 될 수도 있고 그 반대로 미혹시킬 수도 있다.

본 연구의 맥락에서 볼 때 샹까라는 독창적인 사상가이기보다는 우빠니샤드의 가르침을 자신의 대담한 형이상학적 교리에 의거해서 재해석하는데 노력했던 사람으로 판단된다. 야갸왈꺄Yajñavalkya를 비롯한 초기의 베단따 학자들이 이미 불이不二의 절대적 실재, 무속성 브라흐만에 대한 개념을 표현했고 샹까라의 공헌은 우빠니샤드의 다양한 가르침을 통일하고 있는 감추어진 진리가 불이, 무속성 브라흐만이라는 것을 명확히 확정한 것이다. 『브라흐마경』에 대한 샹까라의 주석은, 설사 샹까라의 입장에 반대하는 후대의 주석가들조차도 무시할 수 없는 주석 문헌의 전례로 확립되었다. 이에 덧붙여 주석가로서의 샹까라의 역할에 대해 말하자면 샹까라는 베단따의 가르침을 전수하기 위해 완전히 헌신했다는 것이다. 이것은 전통적으로 샹까라의 것으로 귀속되는 수많은 실천서들이 존재한다는 점에서 증명된다. 심지어 이들 실천서 중에서 오직 『천 가지 가르침』만이 그의 진작이라고 할지라도 그의 교수법에 대한 훌륭한 증거들은 여전히 유효하다.

샹까라의 철학이 그의 직제자와 그 이후 불이론 학파 전체에 미친 영향은 말할 것도 없고 그의 가르침이 점차 인도 문화의 주류를 형성했다는 것엔 의심할 여지가 없다. 심지어 문맹조차도 그의 가르침에 대한 최소한의 대략적인 개념을 가지고 있을 정도이다. 따라서 샹까라가 인도 사회에서 차지하는 위치는 칸트나 브레들리의 위치와 전혀 다르다고 할 수 있다. 비록 우리가 심오한 형이상학적 사색을 하나의 문화적 업적으로 간주하는 것엔 익숙하지 않지만 바로 이 이유에서 샹까라의 사상에 더 주목할 필요가 있다. 물론 샹까라의 작품이 인도인의 영혼이 지닌 본질을 제시할 것이라는 희망으로 그의 철학에 접근하는 것은 어리석은 일일 것이다. 오히려 가장 고귀한 열망으로 가득 찬 표현을 샹까라의 작품에서 찾을 수 있을 것이다.

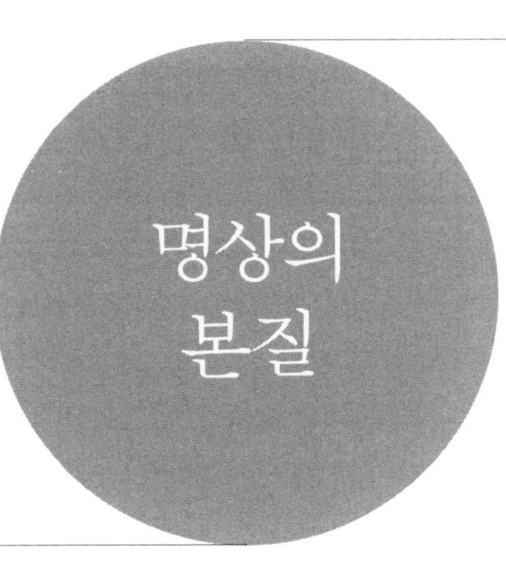

명상의
본질

II. 명상의 본질

근래, 명상meditation은 일반 대중은 물론이고 학계에서도 대단한 관심을 끌고 있다. 하지만 놀라운 것은 명상에 대한 명확한 정의를 확립하려는 시도조차 거의 없었다는 점이다. 표준적인 사전들이 명상과 같은 복잡한 용어를 전문적으로 정의할 것으로 기대할 수는 없지만, 사전은 널리 통용되는 일반적인 의미들을 진술하고 있는데 바로 이 점은 오히려 전문용어를 이해하기에 난점이 있다는 것을 반영한다. 예를 들면 옥스퍼드 영어 사전은 동사 '명상하다meditate' 를 "(특히 종교적인) 관상comtemplation 속에서 마음을 수련하는" 으로 정의하고 있다. 하지만 이것은 곧바로 몇 가지 의문을 불러일으킨다. 명상meditation과 관상comtemplation은 어느 정도까지 상응하는가? 또한 만약 '명상' 이 종교적인 요소를 담고 있다면 특정 전통권에서의 명상과 다른 전통권에서의 명상은 본질적으로 다른 것인가?

이러한 의문들은 '명상' 에 대한 정의 작업을 확립하는데 하나의 출발점이 된다. 여기서 접근 방식과 내용은 다음과 같은 세 가지가 될 것이다. (1) meditation과 contemplation에 대한 어원적 분석, (2) 신비 신학mystical theology에서 두 단어가 어떻게 사용되었는지에 대한 선별적인 탐구 그리고 (3) 인도의 명상, 즉 ⓐ 초기 우빠니샤드에서 발견되는 명상 개념 그리고 ⓑ 『요가경』에서 정립된 후대의 명상 개념이다.

1. 명상meditation과 관상contemplation

'명상meditation' 이라는 단어는 인도 유럽어족의 어근 med에서 파생되었는데, 어근 med의 일차적 의미는 '측량하다' 이다.[1] 산스끄리뜨sanskrit의 동족 어근 √mā도 "측량하다, 재다, 구획하다"를[2] 의미하고 희랍어의 동족 어근 med에서 파생된 '멜레타오meletao' 역시 '측량하다'를 의미한다. 조금 더 전문적인 의미에서의 멜레타오meletao는 "주의하다, 공부하다. 실천하다, 수련하다"를 뜻하는데,[3] 그 의미는 동족 라틴어 '메디토meditor' 와 사실상 동의어이다. 원래 메디토meditor는 좀더 일반적인 의미에서 '수련하다' 를 의미했지만 나중에는 정신적인 혹은 영적인 수련을 지시하는 것으로 한정되었다.[4] 여기서 다룰 '명상meditation' 이라는 단어는 바로 이 라틴어 '메디토meditor' 에서 파생된 것이다.

'관상contemplation' 은 라틴어 '템플룸templum' 에서 파생되었다. 초기에, 템플룸templum이라는 용어는 '예언을 하기 위해서 점술가가 구획했던 공간' 을 지시하는 것이었다. "점술가는 하늘과 땅위에 사변형의 공

---

1) *The Oxford Dictionary of English Etymology*, ed. C. T. Oninos and G. W. S. Friedrichsen. Oxford : 1966. s.v.

2) Monier-Williams, *A Sanskrit-English Dictionary* repr. Delhi, 1974 S.V.

3) A Greek-English Lexicon, Henry George Liddell and Robert Scott eds. revised ed. Oxford : 1925~40, S.V.

4) A. Ernuot and A. Meillet, *Dictionnaire Étymologique de la Langue Latine, Historie des Mots* 4th. ed. Paris, 1967, S.V.

간을 만들고 그 속에서 징조를 수집하고 해석한다"[5]는 이 의미가 확대
되어 템플룸templum은 신에게 봉헌된 성소聖所, 즉 사원temple을 의미하
게 되었다. 이러한 의미에서의 라틴어 템플룸templum은 '신성한 울타
리'를 의미하는 희랍어의 '테메노스temenos'와 밀접히 관련된다. 울타
리가 표시되는 방식은 인도-유럽어족의 어근 tem(자르다)에서도 암시되
는데 바로 이 어근 tem에서 희랍어의 테메노스temenos와 라틴어의 템플
룸templum이 파생되었다.

점술가가 표시한 선線들이 텅 빈 하늘의 공간을 분할하고 경계를 정
하는 것으로 보이는 한 그가 했던 행동엔 '절단cutting'이라는 의미도
담고 있다. 하지만 여기서의 '절단'은 단순히 '절단하는 것'이 아니라
넓은 공간 내에 작은 공간을 표시하는 것에 가깝다. 점술가가 의도하
는 것은 하늘과 땅이 연결되는 지점을 확정하는 것이다. 연결 지점에
'하늘의 징조'가 나타나면 점술가는 그것의 의미를 숙고하는데 그것이
관상contemplation을 구성한다.

엘레미르 졸라Elémire Zolla는 이와 같은 고대의 방법을 다음과 같이
묘사한다.

무엇보다 의례ritual는 시간으로부터 단절된 한 순간, 한 공간을 분리해 내어야
한다. 이 성스러운 지점은 일상 공간의 세속적 시간과 단절되어야만 한다. …… 고
대의 성자는 모든 공간이 함장된 그 지점에 원을 그렸다. 그 원 위에 네 지점을 표
시했는데, 이는 시간의 네 순간이 교차됨을 의미한다. 성자는 우주의 상징과 지도
위에 설 때까지 그 땅 위에 다른 패턴들을 그렸을 것이다. …… 그 다음에 그는 에

---

5) "espace carré délimité par l'augure dans le ciel, et sur la terre, à l'intérieur
   duquel il recueille et interpréte les présages", A. Ernuot and A. Meillet,
   Dictionnaire Étymologique de la Langue Latine, Historie des Mots 4th. ed.
   Paris, 1967, p. 681.

너지를 발산하는 별star을 향해 섰을 것이다. 그리고 그는 별에서 자신에 이르는 선이 원과 교차하는 지점에 조약돌이나 점占대 또는 꽃을 올려놓았을 것이다. 그리고 그는 바로 그 방향을 향해 응시했을 것이다. 그 방향에서 넘어오는 것은 무엇이건 별이 그에게 건네는 말씀이었을 것이다. 그것이 징조omen였다는 것은 당연했을 터, 그는 경이와 외경 속에서 그 시·공간을 확인했을 것이다. 그는 명상 속에 몰입했고, 명상은 그에게 전조前兆를 보여주었다.[6]

위 인용문에서 또 한 가지 알 수 있는 것은 '콘템플라티오contemplatio'라는 용어가 '절단하는 것' 그리고 '표시하는 것'이란 의미에서 '응시하는 것gazing', '관상하는 것contemplation'으로 그 의미가 변천했다는 것이다.

스콜라 철학자들은 콘템플라티오contemplatio라는 용어를 희랍어의 '테오리아theoria, 觀想'와 동의어로 이해했고 '테오리아'라는 용어는 곧 라틴어로 흘러 들어갔다. 테오리아theoria의 일차적인 의미는 '바라봄viewing', '주시함beholding'이다.[7] 두 용어 사이의 유일한 차이점은 콘템플라티오contemplatio가 하나의 특별한 종교적 의미를 내포하는데 반해 테오리아theoria는 보다 일반적인 용도라는 점이다.[8] 플라톤은 테오리아theoria라는 단어가 지닌 관상적인 함의를 제시한다.

하지만 인간에게 미美의 진정한 본성을 볼 수 있는 능력이 있다면, 다시 말해서 천상의 아름다움을 직접 볼 수 있는 능력이 인간에게 주어진다면, '그가 아름다움의 본성에 대한 열린 눈을 지니고 있다고 해서 그리고 그가 진정한 관상 속에서 [아

---

6) Zolla 1977, pp. 49~50.
7) A Greek-English Lexicon, Henry Geroge Liddell and Robert Scott eds. revised ed. Oxford : 1925~40, s.v.
8) 이 점에 대해서는 Festugiére 1950, p. 13의 각주를 참조.

름다움의 본성을 완전히 인식할 때까지 그것을 바라본다고 해서 그대는 그것을 남부럽지 않은 삶이라고 부를 것인가?

여기서 테오리아theoria는 일종의 직관적인 이해의 정점을 이루는 특별한 종류의 응시를 의미하는 것으로 파악된다. 플라톤은 『향연Symposium』 210~211에서 '하나의 형태 혹은 신체에 있는 아름다움'을 관찰하는 것에서 시작하는 관상법contemplation을 설명한다. 점진적인 추상화를 통해서 육체적인 아름다움이 사라질 때 마침내 영혼이 지닌 천상의 아름다움이 지각될 것이다. 이와 유사하게 감각적인 지각도 점차 지적인 지각으로 진행하고 마침내는 '아름다움 그 자체의 바로 그 형상'을 드러내는 최고의 질서를 직접적으로 자각한다.

아리스토텔레스 시대 이래로 '비오스 테오레티코스(bios theoretikos: 관상적인 삶, 보는 방식)'와 '비오스 프라크티코스(bios praktikos : 행위적인 삶, 행하는 방식)'는 구별되었다. 명상meditation과 관상contemplation은 당연히 비오스 테오레티코스bios theoretikos의 구성물이다. 그럼에도 불구하고 '명상meditation'은 행위를 암시한다. 비록 멜레테melete의 라틴어족인 메디타리meditari는 '본질적으로 정신적인 혹은 영적인 종류의 훈련'을 의미하지만 이것이 내포하는 것은 분명히 '행위'의 일종이다. 이 이유에서 명상meditation은 '실천적 행위praxis'와 관련되어야만 하는 것이고, 반면 관상contemplation은 오직 테오리아theoria와 결부된다.

명상meditation과 관상contemplation의 관계는 신비 신학mystical theology의 맥락에서 살펴보면 더 잘 이해될 것이다. 중세의 신비가인 쌩빅토르의 리처드(Richard of St. Victor, 1173년 작고)는 이 주제에 많은 관심을 기울였다. 그는 '관상적인 삶contemplative life' 속에 사유cogitation, 명상meditation, 관상contemplation과 같은 세 가지 양태의 지각이 있다는 것을 밝혔다. 이 세

가지는 '영혼에 대한 통찰'[9]을 의미한다는 점에서 유사하지만 그 각각
은 독자적인 특성도 지닌다. 그 중에서 사유cogitation는 '다소 목적이 없
는 종류의 생각'을 의미한다. 다시 말해서 '강하게 마음을 끄는 어떤
것을 만나기 전까지는 배회하고 있는 어떤 마음'이 사유cogitation이다.
따라서 이것을 좀더 깊은 탐구로 몰아넣어야 한다. 만약 좀더 깊은 탐
구가 진행될 때 사유cogitation는 명상meditation으로 발전한다.

> 어떤 대상에 대한 탐구에 성실하게 집중된 마음의 근면한 집중 …… 진리를 찾
> 는데 완전히 몰입된 영혼의 주의력 깊은 눈빛.[10]

명상meditation은 대단한 노력을 필요로 하는 것이지만 그에 반해 관
상contemplation은 애쓸 필요가 없는 것이다. 관상 속에서 마음은 단순히
자신이 추구한 진리를 받아들일 뿐이고 또 환희와 경이로움 속에서 마
음이 진리에 고정될 뿐이다. 리처드는 다소 유쾌한 비유로 세 가지 양
태의 지각에 대해 설명한다.

> 사유, 굼뜬 사유는 그것이 나아가야 할 곳으로 인도되지 못하고 옆길을 따라 이
> 곳 저곳으로 배회한다.
> 명상, 심리적으로 대단히 근면한 명상은 단계를 따라 터벅터벅 걸으며 목적을
> 위해 고단한 행로를 유지한다.
> 관상, 자유로운 날개를 가진 관상은 어떤 자극이 있건 말건 대단히 민첩하게 선
> 회한다.[11]

---

9) Richard of St. Victor English Tr., 1957, p. 138.
10) Richard of St. Victor English Tr., 1957, p. 138.
11) Richard of St. Victor English Tr., 1957, p. 136.

리처드는 관상이 자유롭다는 의미를 강조한다. 하지만 그는 관상이 제멋대로가 아니라는 것을 조심스럽게 지적한다. 비록 마음이 앞·뒤로 돌진하고 또 배회하고 혹은 맴돌지라도, '마치 움직이지 않은 채 한 곳에 있는 것처럼' 관상은 한 대상에 확고히 고정된 상태이다.

성 토마스 아퀴나스St. Thomas Aquinas는 『신학대전Summa Theologica』에서 관상적인 삶이라는 주제를 다룬 초기 작가의 작품들에 대해 논의한다.[12] 그는 '사유cogitation'를 일종의 연역적인 추리 과정으로 설명하면서 리처드의 다소 애매한 설명을 명료하게 만든다. 또한 아퀴나스는 명상을 추리의 일종으로 간주하고 따라서 그것을 관상과 구별시킨다.

'명상'은 어떤 확실한 원리에서 어떤 진리에 대한 관상으로 이끄는 추론의 과정인 것으로 보인다. 하지만 '관상'은 단순히 진리를 응시할 뿐으로 간주된다.[13]

이와 유사하게 십자가의 요한St. John of the Cross도 『사랑의 살아 있는 불꽃Living Flame of Love』에서 명상을 일종의 추리 과정으로 묘사한다. 그리고 그는 '심상화'의 행위와 '명상의 추론적 훈련'이 단지 "초보자"에게 적합할 뿐이라고 한다. 명상을 그만둘 때 혹은 오히려 '명상이 더 이상 실행해서 도달할 것이 없어진 단계에 도달할 때' 그때는 "마치 관상에서 일어나는 현상"처럼 그는 "신과의 교감 …… 최고의 지혜와 신의 언어를 받게 된다."[14]

비록 '명상'과 '관상'은 '측량'이라는 의미를 암시하는 어근에서 파생되었지만 두 단어는 분명히 각자 독자적인 어법으로 발전했다. 명상

---

12) 2.2.Q. 180. Aquinas English Tr., 1934. 아퀴나스는 성 아우구스티누스St. Augustine, 디오니시우스Dionysius, 성 그레고리St. Gregory the Great, 성 버나드St. Bernard of Clairvaux의 작품을 인용한다.

13) Aquinas English Tr., 1934, p. 108.

14) John of the Cross Ed., English Tr., 1953, p. 162.

은 숙고하는 기술을 수반한다. 명상은 활기찬 심리적 훈련이고 또 그것은 종교적 진리나 형이상적 본질을 분명하게 지각하기 위해서 실행되는 것이다. 반면 관상은 행위가 아니다. 관상은 '명상을 통해서 추구했던 진리'를 수용하는 것, 바라보는 것 혹은 직관적으로 지각하는 것이다. 그럼에도 불구하고 양자가 서로 관련되어 있다는 점을 간과해서는 안 될 것이다. 왜냐하면 명상의 귀결이 관상이기 때문이다. 명상과 관상은 불가분적으로 연결되어 있으므로 양자를 상보적인 것으로 이해하는 것이 바람직할 것이다.

그 이유는 명확치 않지만 인도의 종교나 사상에 대한 담론에서, 관상contemplatoin이라는 용어보다 명상meditation이라는 용어가 일반적으로 사용되고 있다. 예를 들어 산스끄리뜨의 '드흐야나dhyāna'라는 용어는 대부분 '명상meditation'으로 번역된다. 이러한 '관례'에 초연했던 학자는 아난다 꾸마라스와미Ananda K. Coomarasvamy*이다. 꾸마라스와미는 시종일관 드흐야나dhyāna를 '관상contemplation'으로 번역하는데, 그것은 그가 드흐야나dhyāna라는 단어가 나오게 된 동사 어근 √dhyai의 의미를 '지각하다' 혹은 '생각하다'를 뜻하는 √dhī 와 상응하는 것으로 이해했기 때문이다.[15] 곤다Jan Gonda도 √dhī가 '비전vision'을 의미한다는 것을 장황하게 열거했고[16] 이와 마찬가지로 마이어호페Manfred Mayrhofer도 두 어근이 동족이라는 것에 동의하고 있다.[17] 꾸마라스와미는 논리적으로 두 어근이 상응한다는 것을 두 어근에서 파생된 두 명사의 주격 형

---

*   Coomaraswamy는 산스끄리뜨 Kumārasvamī의 영어식 표기로 추정되므로 여기서는 꾸마라스와미로 표기한다.

15) Coomaraswamy 1977, p. 426. 이 책의 초판은 1938년이다.

16) 곤다는 그의 연구서Gonda, 1963 전체에서 dhī에 대해 논의하고 있다. 이 점에 대해서는 특히 p. 289 이하를 특히 참조.

17) Mayrhofer 1956, vol. 1, s.v.

태제1격인 dhyāna와 dhī로까지 확대한다. 그는 어떤 것을 창작하는 과정에서 두 용어가 차지하는 중요성을 언급하면서 "전통적으로 예술가는 무엇을 만들 때 먼저 지적인 작용, 다시 말해서 실행되어야 할 작업의 형태를 '보는' 관상에서 출발한다"고 주장한다. 꾸마라스와미는 전차 혹은 제단이 "관상에 의해서dhiyā 합친다"고 말하는 베다의 문장을 인용한다.[18] 양자는 초인간적인 지각을 암시하므로 꾸마라스와미는 '드히dhī'와 '드흐야나dhyāna'를 테오리아theoria와 콘템플라티오 contemplatio와 동일시한다. 꾸마라스와미의 번역이 타당하다는 것을 지지하는 좋은 예가 있지만 본 연구에서는 드흐야나dhyāna를 명상으로 번역할 것이다. 첫 번째 이유는 현재까지 확립된 용례를 따르는 것이 보다 편리하기 때문이고, 두 번째는 명상이라는 용어가 특별한 종교적 색채를 지니지 않기 때문에 더 적절한 용어라고 판단되기 때문이다.

굳이 기독교나 힌두 전통에서의 명상 개념을 비교하지 않아도 상당히 많은 점에서 일치할 것이다. 하지만 여기서는 분명한 유사성이나 차이점을 드러내기 보다는, 지금까지 알려진 것 보다 더 선명한 의미를 제공하고자 한다. 지금까지의 내용을 요약하면 그리고 산스끄리뜨 자료에 대한 개괄에서 알 수 있듯이 일단 명상에 대한 임시적인 정의라도 해둘 필요가 있는데, 여기서의 명상은 '진리를 직접적으로 직관하기 위해서 마음을 특별한 주제 혹은 대상에 집중하는 것'을 의미한다.

---

18) Coomaraswamy 1977, p. 426.

2. 우빠사나 Upāsana

초기 우빠니샤드에서 명상법을 지시하는 용어로 가장 빈번하게 사용된 것은 우빠사나upāsana, upāsanā이다. 때때로 드흐야나dhyāna라는 용어도 발견되지만 초기 우빠니샤드에서의 드흐야나는 '후기 우빠니샤드 그리고 특히 『요가경』에서 부여받은 것과 같은 고유한 의미' *를 갖지 못했다. '앉다' 라는 동사 어근 √ās에서 파생된 우빠사나upāsana는 문자적으로 '가까이 앉다' 를 의미한다. 우빠사나라는 단어가 지닌 특별한 의미는 "섬기다, 칭송하다, 숭배하다"[20]는 것인데 이 의미가 확대되어 '명상 속에서 뭔가를 섬기거나 숭배하는 태도' 를 표현하게 되었다. 샹까라는 우빠사나를 여러 번 설명하는데 그 중에서 가장 인상적인 정의는 『브리하다란야까 우빠니샤드 주해』 1.3.9에서 발견된다.

우빠사나라는 말은, 천계서가 명상의 대상으로 말했던 신격devatā, 神格 등등의 본성에 마음이 도달하는 것이고, 마치 세속적인 자아에 대한 관념처럼 그 신격 devatā 등등의 본성이 자아라고 생각될 때까지 세속적인 관념에 방해받지 않고 마음을 집중하는 것이다.[21]

---

* 『마이뜨리 우빠니샤드』와 같은 후기 우빠니샤드와 『요가경』에서 드흐야나 dhyāna는 각각 육지 요가ṣaḍaṅgayoga와 팔지aṣṭāṅga 요가의 지분에 포함되는데 여기서 드흐야나dhyāna는 선정禪定이라는 특별한 의미를 지닌다.
MaiU. 6.18: ⋯⋯ prāṇāyāmaḥ pratyāhāro dhyānam dhāraṇā tarkaḥ samādhiḥ ṣaḍaṅga ity ucyate yogaḥ.
YS. 2.29: yamaniyamāsanaprāṇāyāmapratyāharadhāraṇādhyānasamādhayo 'ṣṭāv aṅgāni.

20) Monier-Williams, *Sanskrit-English Dictionary*, s.v.

21) Hiriyanna1952, p. 7 : upāsanaṃ nāma upāsyārthavāde yathā devatādisvarū-paṃ śrutyā jñāpyate tathā manasopagamya āsanaṃ cintanaṃ laukikapratyāyāvyavadhānena yāvat taddevatādisvarūpātmābhimānābhivy-

샹까라가 명상의 대상으로 신격devaā을 언급했다는 것은 우빠사나가 경배의 요소를 포함한다는 것을 보여준다. 우빠사나가 경배라는 의미를 담고 있다는 측면은 『브라흐마경 주해』 4.1.1에 대한 샹까라의 주석 중 "예를 들면 세상사에서, 어떤 사람이 그의 스승이나 다른 사람을 충실하게 따를 때 '그는 스승을 경배한다upāste', '그는 왕을 경배한다upāste' 라고 말하는 것과 같다"[22]는 말에서 더 잘 드러난다. 샹까라가 제시한 비유는 일상적인 경험과 관련된 것이지만 분명히 명상은 세속적인 풍습이 아니다. 샹까라가 지적했듯이 집중해야 할 대상은 전적으로 성전聖典에서 언급된 '신격devatā' 등이어야 한다.

우빠사나의 참된 목표는 주관(명상자)과 대상(명상 대상)의 일치, 즉 "명상의 대상인 신과의 동일성"을 성취하는 것이다. 바로 이 '동일성을 성취한다는 개념' 그리고 성聖과 속俗의 재결합이라는 개념은 베다의 희생 제의까지 거슬러 간다. 예를 들어 뿌루샤 찬가purusasūkta는 '신이 근원적인 인간을 희생적인 공물로 바친 결과' 로 창조가 어떻게 발생하는지를 설명한다. 바로 이 '신성한 희생 제의' 는 인간 행위의 모범이 되었고 인간의 창조적인 활동도 이와 유사하게 희생에 의해 개시된다. 이러한 방식으로 희생 제의는 신과 인간을 연결시켜 주는 것으로 이해되었다. 신의 영역과 인간의 영역을 대응시키는 것은 인간의 깊은 영적 열망뿐만 아니라 물질적 도움을 정당화하기 위해 시작되었다. 왜냐하면 희생은 번영과 풍요를 주는 것으로 믿어졌기 때문이다.

희생 제의가 우빠니샤드의 우빠사나upāsana로 대체하도록 베다의 제의들은 변형되었다. 『브리하다란야까 우빠니샤드 주해』 3.1.6에서 샹까

---

aktir iti laukikātmābhimānavat.

22) BSBh. 4.1.1. tathā hi loke gurum upāste rājānam upāste iti ca yas tātparyeṇa gurvādīn anuvartate sa evam ucyate. 번역은 Thibaut1896, p. 332 를 참조.

라는 제식 행위를 대체하는 것으로서의 명상을 우빠사나upāsana라고 언급한다. 샹까라는, 원하는 결과를 획득하게 해주는데 있어 보다 효과적인 수단이 명상이라고 설명한다. 우선 제의의 경우엔 제의를 실행할 때의 실수, 비록 사소한 것일지라도 실수가 있다면 제의의 모든 과정이 무효화 될 수 있다. 또한 샹까라는, 희생 제의에 소요되는 실질적인 비용과 같은 부차적인 문제점도 지적한다. 소수만이 정교화된 제의에 소요되는 지출을 감당할 수 있고 따라서 대부분의 사람들은 제의가 주는 은혜를 받지 못한다. 제의가 명상으로 변형되는데는 아마도 또 다른 요인도 있었을 것이다. 스탈J. F. Staal 교수는 제식 행위가 퇴락하고 따라서 더 이상 신성성을 유지할 수 없게 되었다고 주장한다.[23] 하지만 명상은 제의와 달리 단순한 것이고 손쉬운 방법이다.

『브리하다란야까 우빠니샤드』는 서두에서 거대한 우주적 드라마를 세팅하고 제의를 우빠사나와 연결한다. 창조의 비밀은 상징적으로 거대한 '말의 제의aśvamedha'로 드러난다. 창조자 쁘라자빠띠Prajāpati는 먼저 죽음의 장면에서 등장해서 그가 만든 모든 것을 먹어 치운다. 하지만 창조에 대한 충동이 새롭게 그 속에서 일어났고 그래서 그는 스스로 희생 제의의 공물이 되었다. 그의 육체는 말馬, aśva이 될 때까지 점차 부풀어 올랐다aśvat. 그리고서 그는 다음과 같은 방식으로 말馬에 대해 숙고하였다.

말의 머리는 여명이고, 그의 눈은 태양이고, 그의 숨결은 공기이고 …… 그것의 등은 하늘이고, 그의 복부는 공간이고, 그의 말굽은 땅이고 그의 옆구리는 네 방향

---

23) 스탈 교수는 최초기의 베다적 희생 제의에서 '내적', '외적' 경험 사이의 구별이 없었다고 주장한다. 제식 과정은, 후대에 몸과 마음으로 구별되어진 것의 본질적인 동일성을 반영한다. 이와 같은 단일성을 파괴하고 또 제식의 효과를 점차적으로 쇠퇴하게 했던 것은 자아의식이 발전하면서부터이다. Staal 1961, p. 70 이하를 참조.

이다.[24]

비록 마음속으로 행해진 것이지만 실제 제의에서 행해진 것처럼, 말은 1년 동안 자유롭게 배회하였다. 그리고 난 후 쁘라자빠띠는 자신을 위해서 말馬을 희생하였다. 유사한 창조 신화인 뿌루샤 찬가puruṣasūkta도 신에 의해 개시된 희생이라는 유형에 근거한 제식 행위의 효과가 암시된다. 하지만 우빠니샤드에서 신성한 동일성을 성취하게 해주는 것은 명상뿐이었다. 쁘라자빠띠는 창조자와 그가 만든 것(피조물)과의 동일성을 발견하고 그리고 명상을 통해서 불멸성을 획득하는 방법을 보여 준다. "이와 같이 아는 자는 죽음을 정복한다. 죽음은 그를 따라 잡지 못한다. 이것은 그의 자아가 되었고 그는 이 신들과 하나가 된다."[25]

사유의 영역과 물질의 영역이 연관되어 있다는 믿음을 분명하게 표현하는 말들은 인도의 전통 전체에서 발견된다. 정신적인 활동 특히 명상은 물질계조차 바꾸는 힘이 있다고 말해졌다. 샹까라는 "그는, 그 자신이 명상하는 바로 그 존재가 된다"[26]를 여러 번 인용함으로써 명상이 물질 요소조차 바꿀 수 있다는 개념을 강화한다. 요지는, 누군가가 특별한 대상과의 동일성을 획득할 때 그가 '대상이 지닌 특질'을 상속하거나 혹은 취한다는 것이다. 동일한 개념은 '신성한 언어'라는 관념

---

24) BU. 1.1.1 : aum, uṣā vā aśvasya medhyasya śiraḥ, sūryas cakṣuḥ, vātaḥ praṇaḥ …… dyauḥ pṛṣṭham, antarikṣam udaram, pṛthivī pājasyam, diśaḥ pārśve ……. 번역은 Mādhavānanda1975, p. 6을 참조.

25) BU. 1.2.7 : …… apa punar mṛtyuṃ jayati, nainam mṛtyum āponti, mṛtyur asyātmā bhavati, etāsāṃ devatānām eko bhavati.

26) "taṃ yathā yathopāsate tad eva bhavati." 샹까라는 이 문장을 BSBh. 1.1.11, 3.4.52, 4.3.15 그리고 ChUBh. 1.1.7, BUBh. 1.3.16에서 인용한다. 그는 이 문장을 천계 성구로 인용하고 있다. 하지만 이 인용문의 출처를 확인할 수 없다.
   * 위 천계 성구에서 '명상하다'는 동사의 원어는 upāsate이다.

에서도 발견된다.

> 내뱉어진 말語은 신비스럽고 초자연적인 힘을 갖는다. 말 속에는 그것이 지시하는 사물의 본질이 담겨져 있다. 어떤 것의 '이름을 아는 것'은 그 사물을 지배하는 것이다. 말은 지혜, 앎의 수단이다; 그리고 지혜는 …… 마술적인 힘이다.[27]

실제로 우빠니샤드에서, 신성한 말(언어)은 거의 모두 우빠사나upāsana 의 토대가 된다. 무수한 예가 『찬도갸 우빠니샤드』에서 발견되는데 특히 '사마 베다Sāma veda의 영창에서 전개되는 다양한 종류의 우빠사나들에 대한 설명으로 채워져 있는' 『찬도갸 우빠니샤드』 제2장은 명상의 참된 보고라 할 수 있다. 여기서의 '우빠사나'들은 동일화의 겹겹으로 구성되어 있다. 『찬도갸 우빠니샤드』 2.2.1에서 사만Sāman 영창의 다섯 부분은 세상의 다섯 부분들과 동일시된다.[28] 이 대응은 첫 번째 층인 땅地이라는 용어로 정의된다. 다양한 자연 요소들은 사만Sāman의 구성물들과 관련된다.

---

27) Edgerton 1965, pp. 23~24.

28) 사마베다Sāma vada의 절 구분bhakti은, 특정 사만이 영창해야 하는 방법을 지시한다. 힘까라himkāra, 쁘라스따와prastāva, 우드기타udgītha, 쁘라띠하라 pratihāra, 니드하나nidhana와 같은 사만의 각 요소는 전문적으로 지정되었다. 사만의 다른 부분을 영창하는 역할은 베다의 사제들에게 각각 전문적으로 배정되어 있다. 이 점에 대해서는 Swahananda1975, p. xlvi를 참조. 힘까라 himkāra, 쁘라스따와prastāva, 우드기타udgītha, 쁘라띠하라pratihāra, 니드하나 nidhana와 같은 다섯 가지에 대응하는 것은 각각 땅pṛthivī, 불agni, 공간antarikṣa, 태양āditya, 하늘dyau이다.

* 사마 베다의 찬양은 다섯 단계이다. 첫 번째인 힘까라는 찬양을 준비하기 위해 "힘…힘…"이라는 소리로 성조를 조절하는 것이고 쁘라스따와는 찬양하기 전에 세상과 그 근원을 찬양하는 것이다. 우드기타는 찬양의 대상을 본격적으로 찬양하는 부분이고 쁘라띠하라는 찬양을 마무리하면서 기원하는 것이고 니드하나는 찬양을 마치는 것이다.

비雨에서 다섯 종류의 '사만sāman'을 명상해야 한다upāsīta. 비가 오기 전에 부는 바람을 '힘him'이라는 음절로 명상해야 하고 구름이 생기는 것을 '쁘라스따와prastāva', 비가 내리는 것을 '우드기타udgītha'로, 천둥과 번개를 '쁘라띠하라pratihāra'로, 비가 그치면 '니드하나nidhana'로 명상해야 한다. 비는 그를 위해서 내리고 그는 비를 내리게 한다. 이것을 이와 같이 알고서 비에서 다섯 개의 샤만을 명상해야 한다.[29]

이러한 일련의 동일화를 통해서 명상가는 '자신이 명상하는 대상물에 내재되어 있는 힘'을 획득한다. 샹까라는 이와 같은 힘을 획득하는 것을 전통적으로 우빠사나의 목표로 말해진 세 가지 중의 첫 번째로 받아들인다.[30] 우빠사나의 두 번째 목표는 위험을 피하는 것이다. "그는 물에 빠져 죽지 않으며 그는 물로 인해 풍요해진다. 이와 같이 알고 그는 모든 물에서 다섯 사만을 명상해야 한다."[31] 세 번째이자 가장 높은 것은 태양에 대한 명상의 정점에서 약속된 것을 획득하는 것이다. "그는 태양의 승리를 획득한다. 실로 태양의 승리보다 위대한 승리가 이 말을 그와 같이 아는 것이다. 일곱 겹의 사만을 명상하는 자는 동일성을 획득하고 죽음을 초월한다."[32]

베다의 전통에서 볼 때 정확하게 발음하는 것śikṣā은 그 자체가 신성한 말을 이해하는 데 중요한 토대가 된다. 발음의 두 가지 측면은 『따

---

29) ChU. 2.3.2 : athāvṛtteṣu dyaur hiṃkāra, ādityaḥ prastāvo 'ntarikṣam udgītho 'gniḥ pratihāraḥ pṛthivī nidhanam. Radhakrishnan 1974, p. 361.

30) BSBh. 3.2.21 : phalam apy eṣām yathopadeśam kvacid duritakṣayaḥ kvacid aiśvaryaprāptiḥ kvacit kramamuktir.

31) ChU. 2.4.2 : na hāpsu praity apsumān bhavati ya etad evam vidvān sarvāsu apsu pañcavidham sāmopāste. Radhakrishnana 1974, p. 362.

32) ChU. 2.10.6 : āpnoti hādityasya jayaṃ, paro hāsyādityajayāj jayo bhavati, ya etad evaṃ vidvān ātmasammitam atimṛtyu saptavidham sāmopāste, sāmopāste. Radhakrishnana 1974, p. 367.

이띠리야 우빠니샤드』 1장에서 논의되었는데 첫 번째는 단순히 암송
하는 과정을 포함할 뿐이고 간략히 언급되어 있다. 두 번째는 발음에
대한 비밀스런 해석을 극도로 정교화한 것인데, 음절들에 상응하는 것
에 대한 명상을 통해서 전개되고 있다. 각각의 음절들에 합당하게 대
응하는 대상 그것이 우빠사나의 다양한 주제인데 그 중에 첫 번째는
세상loka을 명상하는 것이다. 땅은 첫 번째 음절을 나타내고, 두 번째
음절은 하늘에 상응한다. 그 사이에 있는 공간은 허공ākāśa으로 표시되
었고 음절을 결합하는 연결 고리가 공기vāyu이다. 학생들은 각각의 음
절들이 지닌 고유한 특징 그리고 중간의 공간을 이해하게끔 지도받았
다. 실제로 학생도 결합의 과정에 참여한다고 할 수 있는데 그 이유는
'학생이 그 음절을 직접 발음함으로써 생겨난 공기의 힘 혹은 바람의
힘' 이 실제로 그들을 연결시켜 주기 때문이다.[33)]

　이와 같은 방식으로 음절들은 '단어라는 벽돌을 쌓아 올리는 것' 이
상의 것으로 이해되었다. 음절들의 상호 관련성은 '하나의 우주적 패
턴' 을 반영하는 소우주가 된다. 이러한 자각은, 학생이 그의 주간 성무
saṃdhyā를 시작하면서부터 하루에 세 번 암송하는 '브후르 브후와하 수
와하bhūr bhuvaḥ suvaḥ' 와 같은 비밀스런 발음vyāhṛti의 의미를 "브후하bhāha
는 이 세상이고, 브후와하bhuvaḥ는 대지이며, 수와하suvaḥ는 저 세상이고
…… 이와 같이 아는 자는 브라흐만을 안다"[34)]로 이해하게 했다.

---

33) 스와미 감브히라난다Swāmī Gambhīrānanda는 이 과정에 대해서 샹까라난다
　　Śaṅkarānanda의 설명을 인용한다.
　　" 'iśe tva' 에서 ś에 후속하는 모음 e는 땅을 상징한다. e에 후속하는 자음 t
　　는 하늘과 동일시된다. 이 두 문자 사이의 공간이 아꺄샤(ākāśa, 허공)이다. 두
　　부분의 결합으로 생겨난 공간이 복제됨으로써 또 다른 t가 생겨나므로 iśe
　　tva' 의 실제 발음은 'iśet-tva' 가 되는데, 복제된 t는 바유(vāyu, 결합자)와 동일
　　시된다." 이 점에 대해서는 Gambhirānanda 1977~78, p. 236의 각주를 참조.
34) TU. 1.5.1 : bhūr bhuvas suvaḥ iti vā atās tisro vyāhṛtayaḥ, tāsām u ha
　　smaitāṃ caturthīm, māhācamasyaḥ, pravedayate, maha iti, tad brahma, sa

브라흐만이 '말語의 힘'과 밀접하게 관련되어 있다는 점에서, 가장 탁월한 상징이라 할 수 있는 신성한 음절 옴om이 브라흐만에 대한 명

<hr>

átmā, aṅgāny anyā devatāḥ, bhūr iti vā ayaṃ lokaḥ, bhuva ity antarikṣam, suvar ity asau lokaḥ, maha ity ādityaḥ, ādityena vā va sarve lokā mahīyante. "'브후후', '브후와하', '수와하'라는 이 세 가지가 신비로운 발음이다. 하지만 마하짜마스의 아들은 네 번째, 즉 '마하하'를 가르쳤다. '마하하'는 브라흐만이고 아뜨만이지만 다른 신들은 [브라흐만의] 일부분일 뿐이다. '브후후'는 이 세상이고 '브후와하'는 허공이며 '수와하'는 저 세상이다. '마하하'는 태양이다. 왜냐하면 태양으로 인해 모든 세상이 위대√mah해지기 때문이다."

TU. 1.5.2 : bhūr iti vā agniḥ, bhuva iti vāyuḥ, suvar ity ādityaḥ, maha iti candramāḥ, candramasā vā va sarvāṇi jyotīṃsi mahīyante. "'브후후'는 불火이고 '브후와하'는 바람이고 '수와하'는 태양이고 '마하하'는 달이다. 진실로 '달'로 인해 다른 빛들도 위대해진다."

TU. 1.5.3 : bhūr iti vā ṛcaḥ, bhuva iti sāmāni, suvar iti yajūṃsi, maha iti brahma, brahmaṇā vā va sarve vedā mahīyante. "'브후후'는 리그베다의 노래ṛca이고 '브후와하'는 사마베다의 찬송이고 '수와하'는 야주르베다의 정칙定則이며, '마하하'는 브라흐만이다. 진실로 모든 베다들은 브라흐만=om에 의해 위대해진다."

TU. 1.5.4 : bhūr iti vai prāṇaḥ, bhuva ity apānaḥ, suvar iti vyānaḥ, maha ity annam, annena vā va sarve prāṇā mahīyante. "'브후후'는 쁘라나(들숨)이고 '브후와하'는 아빠나(날숨)이고 '수와하'는 뷔야나(체내로 퍼지는 숨)이며, '마하하'는 음식이다. 진실로 음식으로 인해 모든 쁘라나는 위대해진다."

TU. 1.5.5 : tā vā etāś catasraś caturdhā, cetasraś catasro vyāhṛtayaḥ, tā yo veda, sa veda brahma, sarvesmai devā balim āvahanti. "이와 같이 이 네 가지는 네 겹으로 되어 있다. 네 가지는 각각 네 개의 발음으로 되어 있다. 바로 이것을 아는 자는 곧 브라흐만을 아는 자이다. 이와 같이 아는 자에겐 모든 신들이 축복을 내릴 것이다." 원문은 Radhakrishnan1974, pp. 532~533을 참조.

* 이상의 16(4x4) 요소를 간략히 도표화하면 다음과 같다.

발음	명상1	명상2	명상3	명상4
Bhūḥ(브후후)	세상	불	리그베다	쁘라나
Bhuvaḥ(브후와하)	하늘	바람	사마베다	아빠나
Suvaḥ(수와하)	저 세상	태양	야주르베다	뷔야나
Mahaḥ(마하하)	태양	달	옴om	음식

상에 사용되었다는 것은 놀라운 일도 아니다.

모든 베다가 되풀이해서 하는 말 그리고 모든 금욕자들이 선언하는 …… 그것은 옴om이다. 진실로 이 음절이 브라흐만이다. 이 음절은 최고의 존재이고 바로 이 음절을 아는 자는 그가 무엇을 원하건 그의 것이 된다. 이 음절은 최상의 토대이고 지고한 토대이다.[35]

---

35) KaU. 1.2.15~17 : sarve vedā yat padam āmananti tapāṃsi sarvāṇi ca yad vadanati …… aum ity etat ‖ etadd hy evākṣaram brahma etad dhy evākṣaram param etad dhy evākṣaraṃ jñātvā yo yad icchanti tasya tat ‖ etad ālambanaṃ śreṣṭham etad ālambanam param ……. 번역은 Hume 1977, p. 349를 참조.
그리고 옴om에 대해서는 아래의 우빠니샤드를 참조.
ChU. 1.1 : aum ity etad akṣaram udgītham upāsīta …… "옴aum이라는 이 음절을 우드기타로 명상해야 한다. ……"
MāU. 1 : aum ity etad akṣaram idam sarvam, tasyopavyākhyānam, bhūtam bhavad bhaviṣyad iti sarvam aumkāra eva, yac cānayat trikālātitaṃ tad apy aumkāra eva. "옴aum이라는 이 음절은 이 모든 것이다. 이것에 대해 설명하겠는데, 과거와 현재와 미래의 모든 것이 바로 옴 음절이다. 그리고 과거와 현재, 미래라는 삼세를 넘어선 것도 모두 옴 음절일 뿐이다."
TU. 1.8 : aum iti brahma, aum itūdiaṃ sarvam, aum ity etad anukṛtir ha sma va apyo śrāvayetyāśrāvayanti, aum ity sāmāni gāyanti, aum śomiti śastrāṇī śaṃśanti, aum ity adhvaryuḥ, pratigaram pratigṛṇāti, aum ity brahma prasauti, aum ity agnihotram anujānāti, aum ity brāhmaṇaḥ pravakṣyann āha, brahmopāpnavānīti, brahmaivopāpnoti. "옴aum은 브라흐만이다. 옴aum은 '이 모든 것'이다. 옴aum은 진실로 모든 것을 따르게 하는 것으로 '옴aum, 따라 하시오'라고 말하면 그들도 따라한다. 옴aum 소리로 그들은 사만 찬송을 한다. 찬송을 하기 전에 '옴 솜aum śom'이라고 외친다. '옴aum'으로 아드바르유는 대답한다. 옴aum이라는 소리로 바라문은 찬송한다. 옴aum으로 아그니에게 바치는 제식을 행한다. 옴aum이라는 말로 '제가 브라흐만을 획득할 수 있기를, 브라흐만을 획득할 수 있기를'이라는 브라흐마나의 말씀이 개시된다."
; 옴om이라는 단어의 의미에 대한 논의는 Asko Parpola 1981, pp. 195~213을 참조.

옴om은 명상의 궁극적 토대이고,[36] 옴은 아뜨만이라는 화살을 표적인 브라흐만에 겨누고 있는 활이고,[37] 옴은 명상 수련으로 마찰될 때 감추어진 신성을 드러내게 하는 '불쏘시개'이다.[38] 이와 같이 '우빠사나'에서 신성한 음절 '옴'이 탁월하다고 말해졌지만 그럼에도 불구하고 옴 명상에 대한 세부 절차는 거의 설명되지 않았다.

다행히 다른 중요한 우빠사나가 다소 자세하게 설명되었다. 예를 들어 '사띠아satya, 실제 혹은 참'라는 단어로 상징되는 브라흐만에 대한 명상은 '단어에 대한 비밀스런 앎'을 매개로 해서 동일성을 확립해 가는 과정을 포함하고 있다. 이 우빠사나 명상은 '자아가 불멸amṛta, 즉 브라흐만이다'는 선언에서 시작되는데, 그 다음 주제는 동일화시켜야 할 대상인 '브라흐만과 사띠암satyam'이다.

실로 여기엔 삿-띠-얌sat-ti-yam이라는 세 음절이 있다. '삿sat'은 불멸이다. '띠ti'는 죽어야 할 존재이고 '얌yam'은 그 두 가지를 쥐고 있는 것이다. 이것을 유지함

---

36) PU. 5.2 : tasmai sa hovāca, etad vai, satyakāma, paraṃ cāparaṃ ca brahma yad auṃkāraḥ, tasmād vidvān etenaivāyatanenaikataram anveti. "그는 사띠아까마를 위해서 말했다. '사띠아까마여, 진실로 '옴aum'이라는 소리는 최고의 브라흐만이고 하위의 브라흐만이다. 그러므로 현자는 오직 이것옴에 의거해서 하나 혹은 다른 것에 도달한다'라고."

37) MuU. 2.2.4 : praṇavo dhanuḥ, śaro hy ātmā, brahma tal lakṣyam ucyate, apramattena veddhavyam, śaravat tanmayo bhavet. "실로 옴om, praṇava은 활이고, 아뜨만은 화살이다. 브라흐만은 그것의 표적이라고 말해졌다. 화살이 표적에 꽂혀 표적과 하나가 되듯이, 실수없이 [그 표적에] 명중시켜야 한다."

38) ŚvU. 1.14 : svadeham araṇiṃ kṛtvā praṇavam co 'ttarāraṇim dhyānanirmathanābhyāsāt devam praśyen nigūḍhavat. "자신의 몸을 아래로 향하는 장작으로 만들고 난 후에 옴om을 위에서 마찰하는 장작으로 하고 명상dhyāna으로 계속 마찰시킴으로써 감추어져 있는 신을 보게끔 할지어다."

으로써 다른 두 개를 함께 유지할 수 있기 때문에 이것은 '얌yam'이다.[39]

위 문장은 주로 '죽음'이나 '인간'이 '불멸의 브라흐만'과 어떻게 관련되어 있는지를 결정하는 문제와 관련된다. 이것에 대한 해답이 죽음과 불멸을 연결시키는 가교인 '신성한 음절' 사띠얌satyam에 대한 명상이다.

단어가 담고 있는 비밀스런 의미는 엄격한 언어학적 분석에 의해서 드러나는 것이 아니라 오히려 심정적인 어원학에서 드러나고 또 '그 단어와 관련되는 모든 의미를 연상시킴으로써' 그 의미가 풍부해진다.[40] 첫 번째 음절 '삿sat'은 문자적으로 '존재'를 의미하고 이 단어가

---

39) ChU. 8.3.5 :　　tāni ha vā etāni trīṇy akṣarāṇi sat-ti-yam iti tad yad sat tad amṛtam atha yat ti tan martyam atra yad yaṃ tenobhe yacchati yad anenobhe yacchati tasmād yam ……．
번역은 Hume 1977, p. 265를 참조 ; 이 명상에 대한 다른 버전은 BU. 5.5.1에 묘사되어 있다.
BU. 5.5.1 : …… te devāḥ satyam evopāsate, tad etat tryakṣaraṃ: sa-ti-yam iti. sa ity ekam akṣaram; tīty ekam akṣaram, yam iti ekam akṣaram: prathama uttame akṣare satyam, madhyato 'nṛtam; tad etad anṛtam ubhayataḥ satyena parigṛhītaṃ satyabhūyam eva bhavati ……．"그 신들은 사띠얌에 대해 명상하였다. 사띠얌은 세 개의 음절로 구성된 것인데 '사sa'가 한 음절이고 '띠ti'가 한 음절이고 '얌yam'이 한 음절이다. 첫 번째 음절 sa과 마지막 음절yam은 '진실한 것'이고 가운데 음절ti은 '헛된 것'이다. 바로 이 헛된 것ti이, '진실한 것'이라 할 수 있는 전후의 두 음절(sa와 yam)에 의해 둘러싸여 '진실한 것'을 구성한다."
40) 베티 하이만Betty Heimann은 고대 문헌에서 발견되는 어원 분석이 "철학적으로는 틀리지만 심리학적으론 타당한 것"이라고 주장한다. 이 점에 대해서는 Heimann 1964, p. 91을 참조;
우빠니샤드의 스승이 분석하는 어원은 우리가 기대하는 정확한 어원학적 분석과 별 관련이 없다. 우빠니샤드가 밝히고 있는 몇몇 어원은 '단어와 사람, 세상 그리고 신의 상호 관련성'을 제자에게 일깨우기 위해 단순히 고안된 것으로 보인다.

지시하는 것은 '시작도 없고 끝도 없는 존재' 인 브라흐만이다. 샹까라에 따르면 두 번째 음절 'ti'는 '므릿띠유(mṛtyu : 죽음, 죽어야 할 운명)'라는 단어에서의 'ṛty'를 반영한 것이다. 마지막 음절은 '얌(yam : 유지하다)'이라는 동사 어근으로 이해된다.

후속하는 게송은 죽음과 불멸이 실제로 결합하는 방법에 대해 설명한다. "아뜨만은 다리setu, 橋이고 또 세상이 충돌하지 않게끔 구획을 유지하는 분할자이다. 그 다리 위에서는 낮과 밤이 교차하지 않고 늙음과 죽음도 교차하지 않는다."[41] 여기서 살펴 볼 것은 핵심이 되는 단어라 할 수 있는 '세뚜setu'이다. 이 단어는 '다리'를 의미할 뿐만 아니라 '둑', '제방'도 의미한다. 이 단어가 '지탱하는', '제어하는', '통제하는'이라는 의미뿐만 아니라 '유지함'이라는 의미를 지닌 한 세뚜setu가 내포하는 의미는 '얌yam'과 정확히 상응한다. "통제자"는 아뜨만이다. 여기서 아뜨만이라는 단어는 신체적인 몸을 의미할 수도 있고 또는 신체 안에 있는 '불멸적 본성'을 의미할 수도 있다. 전자라면 여기서의 아뜨만은 '죽어야 할 몸뚱이', 즉 사람을 "이 세상"과 묶어 주는 신체를 의미한다. 하지만 최고의 아뜨만에 대한 지혜, 다시 말해서 브라흐만과 아뜨만이 동일하다는 앎은 "피안"으로 건너가게끔 해주는 '다리'이다.

사띠얌satyam에 대한 분석에서 '얌yam'이라는 음절이 암시하는 '통제'라는 개념 역시 중요한데 그것은 우빠사나upāsana의 수련에 필요한 자기 통제를 암시하기 때문이다. 샹까라는 우빠사나가 '동일한 관념이 흐르는 것tulyapratyayasantatir'을 특징으로 한다는 점을 강조한다.[42] 생각의

---

41) ChU. 8.4.1 : atha ya ātma sa setur vidhṛtir eṣāṃ lokānām asambhedāya naitaṃ setum ahorātre tarataḥ na jarā na mṛtyur ……. Radhakrishnan 1974, p. 497.
42) TuBh. 1.3.2.

흐름을 지속시키기 위해서는 상당히 많은 훈련이 필요할 것이라는 점은 말할 필요도 없을 것이다. 하지만 샹까라는 10개의 우빠니샤드에 대한 주석에서 명상이 어떻게 진행되는지에 대해서는 거의 설명하지 않았다. 그 대신 샹까라가 주로 논의했던 것은 '명상의 대상'이다. 샹까라는, 합일하고자 하는 대상인 "바로 그 신"을 묘사하는 제의와 상징적인 주제들을 대단히 자세하게 설명하면서 논의의 초점을 명상의 대상에 두고 있다.

3. 드흐야나Dhyāna

샹까라가 선별해서 주석했던 우빠니샤드에서 드흐야나dhyāna라는 용어는 우빠사나upāsana와 사실상 동의어이거나[43] 혹은 단지 '생각함'[44]을 의미할 뿐이다. 샹까라도 드흐야나와 우빠사나의 의미를 구별하는 것에 그다지 관심을 두지 않았던 것으로 보인다. 『브라흐마경 주해』 4.1.7

---

43) 예를 들면 다음과 같다.

ChU. 1.3.12 : ātmānam antata upasṛtya stuvīta; kāmaṃ dhyāyann apramatto 'bhyāśo ha yad asmai sa kāmaḥ samṛdhyeta, yatkāmaḥ stuvīteti, yatkāmaḥ stuvīteti.

PU. 5.1 : ······ sa yo ha vai tad, bhagavan, manuṣyeṣu prāyaṇāntam auṃkāram abhidhyāyīta, katamaṃ vā va sa tena lokaṃ jayatīti.

MuU. 2.2.6 : ······ aum ity evaṃ dhyāyathātmānam, svasti vaḥ pārāya tamasaḥ parastāt.

44) BU. 4.4.21 : tam eva dhīro vijñāya prajñāṃ kurvīta brāhmaṇaḥ nānu dhyāyad bahūn śabdān, vāco viglāpanaṃ hi tat iti.

KaU. 1.28 : ajīryatām amṛtānām upetya jīryan martyaḥ kvadhasthaḥ prajānan abhidhyāyan varṇaratipramodān, atidīrghe jīvite ko rameta.

AiU. 1.3.8 : tan manasājighṛkṣat, tan nāśaknon manasā grahītum; sa yad hainan manasāgrahaiṣyad dhyātvā haivānnam atrapsyat.

과 4.1.8에서 샹까라는 두 용어를 모두 "동일한 관념이 흐르게 하는 것"이라고 똑같이 설명하였다.* 하지만 두 단어의 유사성에도 불구하고 분명한 차이점도 있는 것으로 보인다.

첫 번째 차이는 우빠사나와 달리 드흐야나의 경우 신앙적인 마음가짐을 반드시 수반하지 않는다는 것이다. 두 번째는 드흐야나가 요가의 실천과 결부되듯이 이 용어는 특히 마음을 통제하는 기법과 동일시될 수 있지만 그에 반해 우빠사나는 정신적인 훈련이라는 특별한 경향을 내포하지 않는다는 것이다. 우빠사나에서 강조되는 것은 '명상의 대상' 다시 말해서 '그가 합일하고자 하는 대상'인 신성이고 따라서 우빠사나는 '경배worship'라는 의미를 담고 있다. 초기 우빠니샤드 문헌에서 알 수 있듯이 드흐야나는 사실 '생각의 일종'이다. 하지만 여기서의 드흐야나는 단순한 생각이 아니라 '동일성을 획득하는 방법' 혹은 '참된 지혜를 얻게 하는 수단'으로 특화된 사유 양태이다.

드흐야나라는 용어가 그 자체로 독자적인 의미를 지닌 개념으로 발전하기 시작한 것은 『바가와드 기따』와 『쉬웨따쉬와따라 우빠니샤드』에서뿐이다. 또한 드흐야나는 훗날 『요가경』에서 완벽하게 설명된 요가 수행법에서 필수적인 구성 요소가 된다.** 샹까라는 요가를 설명할 때 주로 위의 세 작품에 권위를 부여하고 인용하지만 특히 『요가경』에 의거하는 경우가 많다. 물론 이것은 뷔야사Vyāsa의 『요가경 주해 *Yogasūtrabhāṣya*』에 대한 복주인 『요가경 주해 비와라나』가 샹까라의 진작이라는 것을 전제로 한 이야기다. 하지만 그 외에도 요가와 명상에

---

* BSBh. 4.1.7 : upāsanaṃ nāma samānapratyayapravāhakaraṇaṃ ……

BSBh. 4.1.8 : api ca dhyāyati artha eṣa yat samānapratyayapravāhakaraṇam |

** 빠딴잘리의 『요가경』에서 드흐야나dhyāna는 팔지 요가 중에서 여섯 번째 지분으로 확립되는데 여기서의 드흐야나는 '관념이 오직 한 가지로 지속되는 상태'인 선정禪定을 의미한다.

대한 샹까라의 설명 중 상당수가 뷔아사Vyāsa에게 많은 영향을 받았다
는 것을 알 수 있다. 예를 들어 샹까라는 『브라흐마경 주해』 4.1.8에서
드흐야나를 "동일한 관념이 흐르게끔 하는 것samānapratyayapravāhakaraṇam"
으로 설명했는데, 이 말은 『요가경 주해』 3.2.에서 뷔아사가 정의한 선
정dhyāna 개념, 즉 "[선정은] 한 대상에 집중된 관념이 유사한 형태로 흐
르는 것이다pratyayasya ekātanatā sadṛśaḥ pravāhāḥ"라는 표현을 그대로 반영한
것이다.

　　샹까라는 『브라흐마경 주해』에서　드흐야나라는 용어의 특별한 용
례를 설명하는데 이것 역시 『요가경』을 연상시킨다.

> '명상한다dhyāyati' 라는 동사는 마음이 한 대상에 집중된 사람, 시선이 고정된
> 사람 그리고 사지가 움직이지 않는 사람들[에 대한 비유로 사용된다].[45]

　　빠딴잘리의 『요가경』도 견고하고 안정된 자세(좌법, āsana)에서 시작하
는 명상 수련법에 대해 묘사한다. 그에 따르면 견고성(좌법)은 호흡의
통제(조식, prāṇāyāma)에 의해서 강화된다. 들숨과 날숨과 멈춤을 포함하
는 호흡의 각 순간은 통제되고 연장되고 호흡이 극도로 미세해질 때
외적인 움직임은 실제로 정지한다. 시선이 고정되었다는 것은 명상가
가 감각의 작용마저 끊었다는 것을 암시한다. 이것은 감각 기관의 철
수pratyāhāra에 의해서 성취되는데, 이 상태에서는 더 이상 감각적 자극
과의 상호작용이 일어나지 않는다. 좌법, 조식, 감각 기관의 철수라는
이 세 가지 실천법[46]은 그것의 전제 조건인 도덕적 행위[47]와 함께 명상

---

45) BSBh. 4.1.8 : dhyāyatiś ca praśithilāṅgaceṣṭesu pratiṣṭhitadṛṣṭiṣv
　　ekaviṣayākṣiptacitteṣu ……
46) 좌법, 조식, 제감에 대한 설명은 아래의 인용문을 참조.
　　YS. 2.46 : sthirasukham āsanam. "좌법은 견고하고 안락한 것이다."

의 토대를 형성한다.

이와 같은 준비를 끝낸 수련자는 이제 마음을 정복하기 위한 수련을 시작할 것이다. 먼저, 마음을 오직 한 대상에만 초점을 두고 마음을 고정해야 한다dhāraṇa. 그 이후에 비로소 선정禪定, dhyāna의 특징이라 할 수 있는 "생각의 통일된 흐름"이 전개될 것이다. 샹까라는 '흐트러지지 않는 생각의 흐름'을 마치 기름oil이 미세하고 지속적으로 흘러내리는

YS. 2.47 : prayatnaśaithilyānanta samāpattibhyām. "[좌법은] 노력과 무한한 것에 대한 명상을 통해 [완성된다]."

YS. 2.48 : tato dvandvānabhighātaḥ. "좌법의 결과 상반하는 것에 손상되지 않는다."

YS. 2.49 : tasmin sati śvāsapraśvāsayor gativicchedaḥ prāṇāyāmaḥ. "좌법이 확립되었을 때 들숨과 날숨의 진행을 멈추는 것이 조식(prāṇāyāma, 호흡의 멈춤)이다."

YS. 2.50 : bāhyābhyantarastambhavṛttir deśakālasaṃkhyābhiḥ paridṛṣṭo dīrghasūkṣmaḥ. "외적 작용과 내적 작용, 멈춤 작용은 장소와 시간과 수에 의해 관찰될 때 길고 미세하게 된다."

YS. 2.51 : bāhyābhyantaraviṣayākṣepī catruthaḥ. "외적, 내적 범위를 제거하는 것이 네 번째 [조식]이다."

YS. 2.52 : tataḥ kṣīyate prakāśāvaraṇam. "조식으로부터 [지혜의] 빛을 가로막는 장애가 파괴된다."

YS. 2.53 : dhāraṇāsu ca yogyatā manasaḥ. "그리고 마음은 총지에 적합하게 된다."

47) 샹까라는 『브라흐마경 주해』 4.1.8에서 권계와 금계에 대해서 언급하지 않았다. 그는 도덕적 원리들을 거의 언급하지 않았지만 그것은 그의 제자들이 그러한 자격을 갖춘 것으로 예상했던 것으로 보인다. 예를 들어 샹까라는, 스승은 제자들이 샤스뜨라에서 확정된 덕성을 구비했는지 śātraprasiddhaśiṣyaguṇasampannāya, USG. 1.2 여부를 판단해야 한다고 주장한다. 『요가경』은 8지 요가 수행aṣṭāṅgayoga의 첫 두 단계에 해당하는 도덕적 원리를 자세히 설명한다. 여기서 첫 번째 단계는 금계yama인데, 그 항목은 '살아 있는 생명을 해치지 않는 것', '진실不妄語', '도둑질하지 않는 것不偸盜', '금욕梵行', '무소유'와 같은 '통제' 행위들이다YS.2.30: ahiṃsāsatyāsteyabrahmacaryāparigrahā yamāḥ. 두 번째 단계는 권계niyama인데 권계의 항목은 '청정', '만족', '고행', '학습', '신에 대한 헌신'과 같은 '준수 사항'들이다YS.2.32: śaucasantoṣatapaḥsvādhyāyeśvarapraṇidhānāni niyamaḥ.

것에 비유한다.[48] 선정dhyāna은 삼매samādhi에서 그 정점에 도달하는데 삼매는 독립된 감각이 모두 사라질 때 일어난다. 명상 속에서 '명상이라는 행위'와 '명상의 대상'은 하나로 용해된다. 이 동일성은 대상의 빛을 받아 저절로 일어난다.

『요가경』에서 명상은 총지dhāraṇa, 선정dhyāna, 삼매samādhi라는 세 가지 과정 전체를 포함한다.[49] 이것은 샹까라가 인용한 전통적 비유, "먼저 램프를 단단히 잡고 그리고 연료를 채운 후 불을 밝히면 불빛만이 빛나는 것으로 보인다"로 설명할 수 있다. 뭉뚱그려 '총제samyama'로 알려진 이 세 요소(총지, 선정, 삼매)는 요가의 목표를 달성하게 해주는 직접적인 수단(antaraṅga, 내지칙)으로 간주된다.[50] 그것에 선행하는 다섯 단계(권계, 금계, 좌법, 조식, 감각 기관의 철수)는 간접적으로 도움을 주는 것(bahiraṅga, 외지칙)으로 총제samyama의 토대가 되는 것이다. 따라서 요가수련의 핵심은 명상이다.

『요가경』은 명상을 두 종류로 구별하는데[51] 하나는 대상에 집중된

---

48) BGBh. 13.24 : tailadhārāvat saṃtato 'vicchinnapratyayaḥ

49) YS. 3.1 : deśabandhaś cittasya dhāraṇā. "마음이 [한] 지점에 고정되는 것이 총지이다."

　　YS. 3.2 : tatra pratyayaikatānatā dhyāna. "여기서 관념이 오직 한 가지로 지속되는 상태가 선정이다."

　　YS. 3.3 : tadevārthamātra nirbhāsam svarūpaśūnyam iva samādhiḥ. "바로 이 선정에서 '마치 자신의 본성은 사라진 것처럼 대상으로서만 빛을 발하는 것'이 삼매이다."

　　; 꾸마라스와미는 이 과정이 consideratio, contemplatio 그리고 기독교 신비 신학에서 말하는 '황홀감'과 유사하다고 주장한다. 이 점에 대해서는 Coomaraswamy 1977, p. 284를 참조.

50) YS. 3.4 : trayam ekatra samyamaḥ. "세 가지는 밀접하게 결합되어 총제로 불린다."

　　YS. 3.5 : tajjayāt prajñālokaḥ. "그것(총제)에 통달할 때 지혜의 빛이 있다."

　　YS. 3.6 : tasya bhūmiṣu viniyogaḥ. "그것은 단계적으로 작용한다."

51) 엄밀히 말하자면, 명상에 해당하는 원어는 삼매samādhi이고 따라서 『요가

의식에 근거한 것(saṃprajñāta, 역주 : 유상삼매)이고 다른 하나는 대상과의 접촉이 모두 끊어진 것(asaṃprajñāta, 역주 : 무상삼매)이다.[52] 총제samyama는 어떤 대상과의 동일성identity을 확립하기 위해 노력하는 명상이므로 '대상에 근거한 명상'을 대표한다. 반면 쁘라샹꺄나prasaṃkhyāna는 대상에 근거하지 않는 독립적인 명상을 대표한다. 이 명상은 오직 "식별적인 인식 vivekakhyāti"[53]을 특징으로 한다. 쁘라상꺄나의 역할은 '뿌루샤puruṣa의 원

경』이 삼매를 두 종류로 구별한다고 할 수 있다. 하지만 본서에서는 논의의 편의를 위해 선정dhyāna과 삼매samādhi를 포괄하는 넓은 의미로 '명상'을 사용한다. 선정과 삼매는 총제samyama의 구성 요소이고 불가분적으로 연결되어 있다. YS. 1.17과 1.42에 언급된 여섯 종류의 삼매는 총제에 의해 획득될 수 있다. 보다 자세한 논의는 Dasgupta 1973, p. 124 이하를 참조.

샹까라는 삼매를 '보다 일반적으로 명상을 의미하는 다른 용어'와 구별하는 것에 특별히 관심을 두지 않았다. 예를 들어 샹까라는 『브라흐마경』 2.3.39의 경문 "samādhy abhāvāc ca"를 주석하면서 '선정dhyāna 그리고 지속적인 명상nididhyāsana을 묘사하고 있는 문장들'을 삼매samādhi의 예로 인용하고 있다.

＊BSBh. 2.3.39 : yo 'py ayam aupaniṣadātmapratipattiprayojanaḥ samādhir upadiṣṭo vedānteṣu- 'ātmā vā are draṣṭavyaḥ śrotavyo mantavyo nididhyasitavya' BU. 2.4.5, 'so nveṣṭavyaḥ sa vijijñāsitavyaḥ' ChU. 8.7.1. 'ātmety evaṃ dhyāyatha ātmānam' MuU. 2.2.6. ity evaṃ lakṣaṇaḥ. "우빠니사드들에서 설명된 아뜨만에 대한 자각을 성취하기 위해서 베단따(=우빠니샤드)들에서 삼매는 다음과 같은 특징으로 설명되었다. '실로 아뜨만을 보아야만 한다. [아뜨만에 대해] 들어야 하고 숙고해야 하고 지속적으로 명상해야 한다.', '아뜨만은 탐구되어야 하고 그는 알려져야만 한다', '그대는 자신을 아뜨만으로 명상해야 한다'와 같이 설명되었다."

한편, 샹까라가 인용한 MuU. 2.2.6의 원문은 'ātmety evaṃ dhyāyatha ātmānam'로 되어 있지만 MuU의 실제 원문은 'oṃ ity evaṃ dhyāyatha ātmānam'으로 보인다.

52) YS. 1.18 : virāmapratyayābhyāsa pūrvaḥ saṃskāraśeṣo 'nyaḥ. "[마음 작용의] 정지를 일으키는 수련에 뒤따르는 것으로서 잠세력이 잔존하는 '다른 것(삼매, =무상삼매)'이 있다."

53) 이것은 우즈의 번역이다. Woods 1977, p. 8; 쁘라상꺄나prasaṃkhyāna라는 용어는 YS. 4. 29, YSBh. 1.2에서 설명되고 있다.

래적인 본성'과 '물질적 대상의 근원이라 할 수 있는 원질原質, prakṛti'을 구별하는 것이다. 명상의 목표는 마음의 동요를 멈추는 것cittavṛttinirodha 이고 궁극적으로는 원질의 속박에서 자유롭게 하는 것인데 『요가경』은 두 종류의 명상 중에서 무상삼매asaṃprajñātasamādhi를 더 뛰어난 것으로 간주한다. 결국 따지고 보면 총제saṃyama도 '대상에 의존하지 않는 명

YS. 4.29 : prasaṃkhyāne 'pi akusīdasya sarvathā vivekakhyāter dharmameghaḥ samādhiḥ ‖ "쁘라상캬나prasaṃkhyāna에 대해서조차 언제나 무관심한 자에게는 식별지로 인해 법운삼매法雲三昧, dharmameghaḥ samādhiḥ가 [일어난다]."

YSBh. 1.2 : tad eva rajoleśamlāpetaṃ svarūpapratiṣṭhaṃ sattvapuruṣānyatākhyātimātraṃ dharmameghadhyānopagaṃ bhavati | tatparaṃ prasaṃkhyānam ity ācakṣate dhyāyinaḥ | "동질(動質, 라자스)의 사소한 티끌조차 떨치고 본성에 확주하는 바로 이것은, 순질(사뜨와 : 통각)과 뿌루샤가 다르다는 것을 아는 것일 뿐이고 법운선정으로 향하게 한다. 선정에 든 사람들은 바로 그것을 최고의 쁘라상캬나라고 말했다."

* 쁘라상캬나라는 단어는 YS에서 한 번(4.29) 발견되고 YSBh에서는 일곱 번(1.2, 1.15, 2.2 2.4, 2.11, 2.13, 4.29) 발견된다. YSBh가 쁘라상캬나를 대부분 번뇌의 종자bīja와 관련된 문맥에서 언급하고 있다는 점은 대단히 흥미롭다. 위에서 언급한 YSbh.1.2 외에 쁘라상캬나가 발견되는 곳은 다음과 같다.

YSBh. 1.15 : divyādivyaviṣayasamprayoge 'pi cittasya viṣayadoṣadarśinaḥ prasaṃkhyanabalād anābhogātmikā heyopādeyaśūnyā vaśīkārasaṃjñā vairāgyam ‖ "신성하거나 세속적인 대상과 접촉할지라도 '쁘라상캬나의 힘에 의해서' 마음의 대상이 지닌 결점을 통찰하는 자에게는 [더 이상] 향수를 본성으로 하지도 않고 버리거나 취해야 할 것이 없어진 의식 상태가 이욕이다."

YSBh. 2.2 : pratanūkṛtān kleśān prasaṃkhyānāgninā dagdhabījakalpān aprasavadharmiṇaḥ kariṣyatīti | teṣāṃ tanūkaraṇāt punaḥ kleśair aparāmṛṣṭā sattvapuruṣānyatāmātrakhyātiḥ sūkṣmā prajñā samāptādhikārā pratiprasvāya kalpiṣyata iti ‖ "약화된 번뇌들은 쁘라상캬나라는 불에 의해 타버린 씨앗처럼 생산적 활동을 하지 않는다. 그것(번뇌)들이 희미해지기 때문에 다시는 번뇌와 접촉하지 않고 오직 '순질sattva과 뿌루샤puruṣa가 다르다는 것을 인식할 뿐' 인 미세한 예지는, 임무를 완수하고 귀멸하게 할 것이다."

YSBh. 2.4 : prasaṃkhyānavato dagdhakleśabījasya sammukhībhūto 'py

상' 의 실습에서 외적인 수단일 뿐이다.[54]

상까라 역시 '대상과의 동일화' 라는 한계를 넘어선 명상을 선호한다.

그와 같이 성자는 순서대로 '모든 것을 포함하는 생기生氣, prāṇa' 와 자신을 동일시한다. 그리고서 모든 것을 포함하는 생기를 떠나 내적인 자아로 들어가고 그 다음에 그는 증인의 상태, 즉 '아니다, 아니다' 로 표현되는 초월적 자아(제4위, turīya)를 획득한다.[55]

ālambane nāsau punar asti | dagdhabījasya kutaḥ praroha iti | "번뇌의 종자를 태운 쁘라상캬나-명상가는, 대상과 마주칠지라도 다시금 번뇌가 일어나지 않는다. [번뇌의] 종자가 태워졌기 때문에 어떻게 발아할 수 있겠는가?'
　YSBh. 2.11 : kleśānām yā vṛttayaḥ sthūlās tāḥ kriyāyogena tanūkṛtāḥ satyaḥ prasaṃkhyānena dhyānena hātavyā yāvat sūkṣmīkṛtā yāvad dagdhabījakalpā iti | "번뇌들의 작용 중 거친 것은 끄리야 요가에 의해서 약화되고 미세한 [번뇌]는 쁘라상캬나 선정에 의해서 [번뇌의] 종자들이 태워질 때까지 제거되어야만 한다."
　YSBh. 2.13 : tathā kleśāvanaddhaḥ karmāśayo vipākaprarohī bhavati nāpanītakleśo na prasaṃkhyānadagdhakleśabījabhāvo veti | "그와 같이 번뇌에 속박된 잠재업은 과보를 생산하지만 번뇌가 제거되거나 혹은 쁘라상캬나에 의해 번뇌의 종자가 태워질 때는 [활동할 수] 없다."
　YSBh. 4.29 : yadāyam brāhmaṇaḥ prasaṃkhyāne 'py akusīdas tato 'pi na kiṃcit prārthayate| tatrāpi viraktasya sarvathā vivekakhyātir eva bhavatīti saṃskārabījakṣayān nāsya pratyayāntarāṇy utpadyante | tadāsya dharmamegho nāma samādhir bhavati ∥ "바라문이 쁘라상캬나에 대해서 더 이상의 것을 원하지 않는다면, 즉 어떤 다른 이익을 원치 않을 때 그것으로 인해 모든 것에 초탈하게 되고 오직 식별지만 있게 되고 잠세력의 종자가 소멸하므로 그에게는 다른 어떤 관념들이 일어나지 않게 된다. 그때 그에게는 법운이라는 삼매가 일어난다."
54) YS. 3. 8 : tadapi bahiraṅgaḥ nirbījasya. "그것(총제) 역시 무종자(삼매)의 외적 단계이다."
　＊ 위 경문은 총제를 무종자 삼매의 외적 단계로 간주하지만 베이더Jonathan Bader는 무종자nirbīja와 무상삼매asaṃprajñāta을 동일시하는 것으로 보인다.
55) BUBh. 4.2.4 : evam vidvān krameṇa sarvātmakam prāṇam ātmatvenopagata bhavati. taṃ sarvātmānaṃ pratyagātmany upasaṃhṛtya draṣṭur hi draṣṭrbhāvam nety nety ātmānam turīyam pratipadyate.

샹까라는 '동일성을 얻고자 하는 노력'을 단지 명상의 예비 단계로 받아들인다. 이 단계를 넘어설 때 명상가는 모든 결합을 단지 바라볼 뿐인 증인drasṭṛ이 된다. 그는 최고의 아뜨만 외의 다른 모든 것을 부정함으로써(neti neti) 식별적인 통찰을 훈련한다. 바로 이와 같은 명상이, 참 자아의 본성, 즉 궁극적으론 '아니다, 아니다'로밖에 정의될 수 없는 참자아의 본성을 올바르게 숙고하는 것이다. 샹까라는 자아실현을 추구하는 제자들을 돕기 위해서 『요가경』의 쁘라상캬나prasaṃkhyāna'와 아주 유사한 것으로, 그가 빠리상캬나parisaṃkhyāna로 불렀던 명상법을 제시했다.[56] 샹까라는 빠리상캬나와 같은 종류의 명상법을 모델로 사용하면서 '우빠사나'의 대한 새로운 해석을 확립한다. '네가 그것이다tat tvam asi'라는 신성한 말씀의 의미를 분석하는 것 바로 그것은 아뜨만과 브라흐만의 본질적인 동일성을 재확인하면서 '자아와 자아가 아닌 것을 식별하는' 명상적인 과정의 토대가 된다.

---

56) 쁘라상캬나prasaṃkhyāna와 빠리상캬나parisaṃkhyāna는 모두 동일한 어근 √khyā에서 파생되었다. 모니엘 윌리엄스는 쁘라상캬나prasaṃkhyāna의 의미를 "열거, 숙고, 명상"으로 정의하고 빠리상캬나parisaṃkhyāna를 "열거, 배제해서 특징짓는 것"으로 정의한다. 보다 자세한 것은 본서 VI장을 참조.

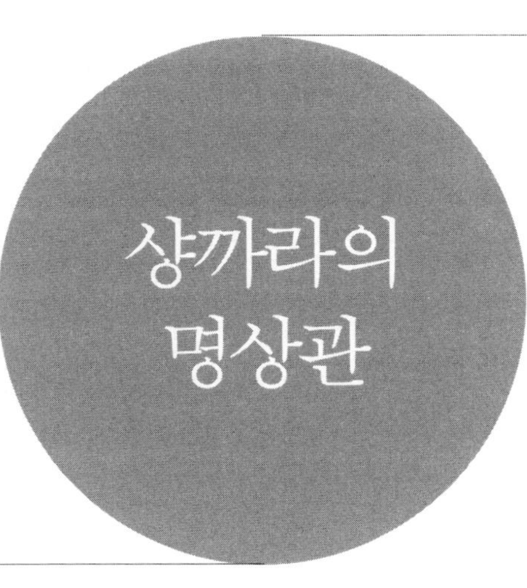
샹까라의
명상관

Ⅲ. 샹까라의 명상관

샹까라는 명상 개념을 전적으로 자신의 기본적인 형이상학적 전제에 의거해서 파악하고 있다. 따라서 샹까라의 형이상학을 살펴보는 것은 이미 우리가 잘 알고 있는 것을 재고찰하는 것이 되겠지만 그럼에도 불구하고 그의 사상에서 발견되는 몇 가지 근본적인 개념을 살펴본다면 다음과 같은 두 가지 중요한 의문에 대해 실마리를 찾을 수 있을 것이다. 첫 번째 의문은 고古 우빠니샤드가 명상을 상당히 중요시하고 있지만 왜 샹까라가 명상의 중요성을 완화시키려 했는지에 대한 것이다. 두 번째는 샹까라의 베단따 철학에서 명상이 차지하는 위상이 정확히 무엇인지에 대한 것이다. 또한 명상에 관한 샹까라의 실천적인 가르침이 무엇인가와 같은 추가적인 의문도 있다. 후술하겠지만 이 분야를 다룬 근래의 두 연구물은, 샹까라가 실천적인 명상법과 관련된 특별한 지침을 거의 제시하지 않았다고 언급한다. 하지만 최소한 『바가와드 기따 주해』 5.12의 경우 샹까라는, 수행자가 따라야 할 영적 훈련에 대해서 뚜렷한 윤곽을 제시하고 있다. 따라서 그의 다른 작품에서 발견되는 명상 관련 자료들과 함께 바로 이 『바가와드 기따 주해』에서 제시된 개요를 활용한다면, 명상에 대한 샹까라의 실천적인 가르침의 구도를 재구성할 수 있을 것이다.

1. 샹까라의 형이상학에서 살펴 본 명상

샹까라의 명상관을 전문적으로 다루고 있는 두 개의 연구 성과물이 있는데 하나는 나카무라 하지메Nakamura Hajime의 논문 「샹까라 철학에서의 명상」[1]이고 다른 하나는 바바라 도허티Barbara Doherty의 박사 논문 「해탈의 길 : 형이상학자이자 신비가, 교사인 샹까라」[2]이다.

나카무라의 연구는 거의 대부분 샹까라가 『브라흐마경 주해』에서 설명했던 명상을 서술적으로 요약한 것이다. 나카무라의 설명은 명쾌하지만 명상에 대한 샹까라의 입장을 면밀하게 분석했던 것은 아니다. 아마도 나카무라는 포괄적인 연구를 의도하기 보다는 스스로 연구 범위를 『브라흐마경 주해』로 한정함으로써 자신의 연구 영역을 한정시켰던 것으로 보인다. 샹까라의 사상에 대한 연구가 『브라흐마경 주해』의 관점에서 출발하는 것은 정당하고 또 충분히 수긍될 수 있다. 하지만 명상에 관한 한 『천 가지 가르침』을 배제했던 것은 아쉬운 일이다. 왜냐하면 『천 가지 가르침』은 주석서가 아니라 샹까라의 독자적인 저작이고 따라서 주석서보다 자신의 생각을 한결 더 자유롭고 넓은 범위로 표현할 수 있기 때문이다. 더욱이 무엇보다 주목할 수 있는 것은 『천 가지 가르침』이 실천적인 가르침에 대한 일종의 교본이기도 하다는 점

---

1) 나카무라의 논문 「Meditation in Śaṅkara」는 1979년 뻔자비 대학교Punjabi University에서 발행한 *The Journal of Religious Studies*, VII, pp. 1~18에 수록되어 있다.
2) 바바라 도허티의 「The Path to Liberation: Śaṅkara, Metaphysician, Mystic, and Teacher」는 1979년 뉴욕의 포드햄Fordham대학교에 박사 학위 논문으로 제출되었다.

이다. 따라서 명상에 대한 샹까라의 가르침을 연구하는데『천 가지 가
르침』은 대단히 귀중한 맥락을 제공한다고 할 수 있다. 반대로『브라흐
마경 주해』의 경우, 명상에 대한 논의는 대부분 해석학적인 것에 치중
될 뿐이다. 물론『브라흐마경 주해』에서도 '샹까라의 불이론 베단따에
서 명상이 차지하는 역할' 에 대한 단서는 발견된다.

　　『브라흐마경Brahmasūtra』이 명상에 상당히 많은 관심을 기울였다는
것에 비추어볼 때 샹까라의 주석이 명상이라는 주제를 체계적으로 다
루지 않았다는 것은 기묘하게 보인다. 나카무라 역시 명상에 대한 샹
까라의 논의가 "상당히 단편적이고" 더욱이 "샹까라가 명상의 전개 과
정에서 진행되는 심리적인 단계를 심도있게 논의하지 않았다" 는 것을
지적하였다.[3] 아마도 나카무라의 지적은 '명상 속에서 진행되는 다양
한 단계를 분명하게 묘사하는 몇몇 불교 문헌'[4]을 염두에 둔 것으로
보인다. 하지만 샹까라의 실수, 즉 명상과 관련된 논의를 확대하지 않
은 것은 아마도 상당히 의도적인 것으로 판단된다. 그 이유는 샹까라
가 자신의 기본적인 형이상학적 입장을 충실히 유지하는 것으로 보이
기 때문이다. 왜냐하면 샹까라는 명상을 오직 '낮은 차원의 진리세속제'
와 관련된 행위로 보기 때문에[5] 따라서 그가 명상의 의미를 축소하고
자 했던 것은 어떻게 보면 당연하기 때문이다. 샹까라는 게송을 주석
할 때 그가 생각하기에 최고의 진리와 관련되지 않은 것으로 판단되는
부분이 있을 경우 그는 최대한 간략한 설명으로 마무리 짓곤 했다. 예
를 들어『브리하다란야까 우빠니샤드』자체는 명상이라는 주제를 상당
한 분량으로 설명하지만 샹까라는 이러한 논의를 단지 "보충적인 부분

---

3) Nakamura 1979, p. 9 이하를 참조.
4) 이 점에서 주목할 수 있는 문헌은 붓다고샤Buddhaghosa의 『청정도론
　　Visuddhimagga』이다.
5) Nakamura 1979, p. 54 이하를 참조.

khilakāṇḍa”으로 취급할 뿐이다. 물론 샹까라는, 보충적인 부분이 필요한 이유에 대해 '우빠니샤드가 모든 영역의 자료를 모두 담고 있다는 것을 보여주기 위한 것'으로 설명한다. 또 한편으로 샹까라는 그러한 "보충적인 부분"들이 최고의 진리를 파악할 능력이 없는 수행자에게 도움을 주기 위한 것이라고 주장한다. 그에 따르면, 지력이 낮은 사람(mandabuddhīnām을 위해서 옛 스승(우빠니샤드의 성자)이 '낮은 차원에서의 브라흐만 혹은 조건 지워진 브라흐만'에 의거한 명상법을 제공할 필요성을 느꼈다는 것이다.

나카무라 하지메는 그가 발견하고자 했던 '명상의 진행 단계들'을 암시하는 것으로 보이던 한 구절을 인용한다. 하지만 여기서 그는 샹까라가 의도한 바를 간과한 것으로 보인다. 『브라흐마경 주해』 1.4.1에서 샹까라는 '명상 속에서 자아에 대한 앎으로 이끄는' 진행 단계들steps로 보이는 것을 묘사하는데[6] 『브라흐마경 주해』 1.4.1에 따르면 먼저 언어가 마음으로 몰입하고 그 다음엔 마음이 지성에 흡수되고, 지성은 '위대한 영혼으로mahaty ātmani' 들어가고 마지막으로 위대한 영혼은 평화로운 자아śānta ātmani*로 들어간다.** 샹까라는 이 구절을 '자아의

---

6) 여기서 문제가 되는 구절은 『까타 우빠니샤드』 1.3.13의 "yacched vāṅman-asī prajñās tad yacchej jñāna ātmani | jñānam ātmani mahati niyacchet tad yacchec chānta ātmani"에서 인용한 것이다. 이 게송에 대한 샹까라의 설명은 『브라흐마경 주해』 1.4.1보다 『까타 우빠니샤드 주해』에서 더 상세하게 논의되었다. 그는 『까타 우빠니샤드』에서 표현된, '억제하라yacchet'라는 명령형 동사의 의미를 '그를 철수하게 하라', '그를 몰입케 하라'라는 두 의미를 지시하는 'upasaṃharet'로 풀이한다.

* "śānta ātmani"에서 śānta는 제7격인 śānte의 연성형이다.

** BSBh. 1.4.1. etad uktaṃ bhavati - vācaṃ manasi saṃyacchet vāgādibāhyendriyavyāpāram utsṛjya manomātreṇāvatiṣṭheta | mano 'pi viṣayavikalpābhimikhaṃ vikalpadoṣadarśanena jñānaśabdoditāyāṃ buddhāv adhyavasāya svabhāvāyāṃ dhārayet | tām api buddhiṃ mahatyātmani bhoktaryagryāyāṃ vā buddhau sūkṣmatāpādanena niyacchet|

참된 본성을 감추고 있는 환영'이 제거되는 방법에 대한 예증으로 받아들인다. 그는 『브라흐마경 주해』 4.1.2에서 '점진적인 자각kramavatī pratipattiḥ'에 대해서도 이와 유사한 진행 방식으로 설명한다. 여기서 명상은 '이해avadhāna'의 증진을 포함하는데 바로 이 '이해'를 수단으로 해서 사람은 신체와 감관, 마음, 지성 등을 자아로 그릇되어 동일화한 것을 점차적으로 배제apoh할 수 있다.*** 샹까라는 이와 같은 실천법을 『바가와드 기따 주해』 13.24에 언급된 명상을 논의하면서 재차 언급한다. 『바가와드 기따 주해』에서도 '점진적인 철수upasaṃhṛ'가 언급되고 있는데, 점진적인 철수는 내적인 지성으로 몰입하게 만드는 것이다.[7] 지금까지 살펴본 예에서 알 수 있듯이 샹까라의 명상관에서 본질적인 요소는 '자아가 아닌 요소를 내버림' 혹은 제거하는 과정이다. 이 절차는 비록 '진행'을 포함하고 있지만 이 문맥에서 "진행 단계들"이라고 말하는 것은 오해이다. 오직 환영적인 동일화를 제거하는 것으로 이루어진 절차에서 '진행'을 발견하는 것은 어렵다.

도허티의 논문(Doherty, 1979)은 여타의 자료들도 다루지만 샹까라의 명상관에 대해서는 거의 전적으로 『브라흐마경 주해』에 의거하고 있다. 그녀는, 특히 『브라흐마경 주해』 제3장 3편에서 언급된 '여러 가지 지혜들vidyā-s'을 샹까라가 어떻게 다루었는지에 대해 연구하였다. 문자적으로 '앎'을 뜻하는 지혜vidyā는 여기서 명상, 다시 말해서 '브라흐만의

---

mahāntaṃ tv ātmānaṃ śānta ātmani prakaraṇavati parasmin puruṣe parasyāṃ kāṣṭhāyāṃ pratiṣṭhāpayediti ca |

*** yady api ca pratipattavya ātmā niraṃśaḥ tathāpy adhyāropitaṃ tasmin bahuṃśatvaṃ deha indriya mano buddhi viṣaya vedanādi lakṣaṇaṃ tatra ekena avadhānena ekam aṃśam apohati apareṇa aparam iti yujyate tatra kramavatī pratipattiḥ |

7) BGBh. 13.24 : dhyānaṃ nāma śabdādibhyo viṣayebhyaḥ śrotrādīni karaṇāni manasy upasaṃhṛtya manaś ca pratyak cetayitari ekāgratayā yac cintanaṃ tad dhyānam.

다양한 측면 중에서 한 가지 혹은 그 이상의 것에 대한 앎'에 의거한 명상을 의미한다. 실제로 『브라흐마경』 제3장 3편 전체 그리고 그것에 대한 샹까라의 주석은 이 명상들에 대한 방대한 토론으로 가득 차 있다. 도허티는 이 주제에 대한 샹까라의 심도높은 해설이 샹까라의 철학에서 지혜가 차지하는 중요성을 보여준다고 가정한다. 그녀는 '다양한 지혜들'에 대한 샹까라의 설명을 "샹까라의 영적 가르침에 대한 가장 중요한 사례"로 받아들인다.[8] 하지만 그녀는 동시에 샹까라가 "일차적으로는 동일성을 가르치는 스승이지 명상을 가르치는 기술 교관이 아니라는 것"을 말한다. 그녀의 주장은 여기서 좀 혼란스럽다. 만약 샹까라가 명상의 스승이 아니라면 정황상, 샹까라가 『브라흐마경 주해』 3.3.에서 "정신적인 훈련"에 대한 어떤 대안을 언급했어야 했을 것으로 추정된다. 하지만 그렇지 않다.

『브라흐마경』 3장 3편 전체에서 다루는 문제는 고古 우빠니샤드 전체에서 발견되는 각양각색의 사상들, 심지어 모순되기까지 하는 지혜들vidyā-s들을 조화시키는 것이다. 샹까라가 다루었듯이 좀더 특별한 문젯거리는 다양한 우빠니샤드들이 실제로 '브라흐만에 대한 상이한 앎'을 제시하는지 여부이다kiṃ prativedāntaṃ vijñānabheda aho svin na⋯⋯. 우빠니샤드가 브라흐만에 대한 다양한 인식을 제공하고 또 그것과 상응하는 각양각색의 지혜를 제공하고 있다는 것을 부정할 사람은 없을 것이다. 베단따 학자의 임무는 이러한 우빠니샤드의 다양한 가르침이 '브라흐만의 단일성'을 손상시키지 않는다는 것을 예증하는 것이다. 샹까라의 주장은 '명상에 대한 우빠니샤드의 설명은 다르지만' 그것들이 모두 하나이고 동일한 브라흐만과 관련된다는 것이다. 그는 이 점을 왕의 생활이라는 비유로 예증한다.

---

8) Doherty 1979, p. 166.

이 경우엔, 두 명의 부인을 신하로 둔 왕이라는 비유가 적합하다. 한 명의 부인은 파리채를 들고 다른 한 명은 우산을 들고 있다. 두 신하의 직무는 구별되고 또 그들 자신만의 물건을 들고 있지만 직무의 목적은 하나이다.[9]

도허티는 웬일인지 분명한 사실, 즉 『브라흐마경 주해』 3.3.에서 샹까라가 거의 전적으로 해석학적인 논의에 몰두하고 있다는 것'을 간과하고 있다. 샹까라가 자신의 독자적인 불이론 개념을 전개했던 경우는 드물게나마 발견되지만 정신적인 수행과 관련된 가르침으로 간주될 만한 것은 거의 발견되지 않는다. 물론, '지혜의 본질이 무엇인지를 탐구하는 것'은 고 우빠니샤드에서 발견되는 명상의 본질을 명확히 파악하는데 도움이 되지만, 해탈에 대한 샹까라의 가르침에 관해서는 그다지 드러낼 것이 없다. 도허티는, 샹까라의 실천적 가르침에 대한 핵심 요지를 완전히 놓쳤다. 『브라흐마경 주해』 4.1에서 샹까라는 명상의 기법을 직접적으로 언급하지만 그에게 더 한층 중요한 논의는 "네가 그것이다tat tvam asi"라는 '위대한 말씀mahāvākya'에 대한 것이고 바로 이 위대한 말씀이, 샹까라가 구축했던 '해탈에 대한 방법'의 토대이다.

베단따에 대한 충실한 해석가로서의 샹까라가 해야 할 일은 우빠니샤드에서 표현된 각양각색의 다양한 형이상학적 견해가 사실은 궁극적 실재의 본질을 동일하게 묘사한다는 것을 밝히는 것이다. 보다 명확하게 말하자면, 그것은 베단따 학자들이 해결하고자 하는 근본 문제라 할 수 있는 '브라흐만과 아뜨만의 관계'에 대한 다양한 설명들과 관련된다. 샹까라 이전의 베단따 철학에서 일반적인 경향은 '다양성 속에서의 통일(bhedābheda, 不一不異)'이었던 것으로 보인다. 이 해석에 따르면 브라흐만은 개아jīva와 동일하지만 한편으론 다른 것이다.* 샹까라

---

9) 이 부분에 대한 번역은 Thibaut 1896 vol. II. p. 203을 참조.

는 『브리하다란야까 우빠니샤드 주해』에서 이러한 견해를 계속해서 비판하고 우빠니샤드의 근본적인 메시지가 브라흐만과 아뜨만이 완벽하게 동일하다는 것을 천명한다. 계속해서 그는 이 불이不二의 실재가 절대적인 것이고 속성을 결여한 것무속성이라고 주장한다. 이와 같은 불이론적인 사고방식은 우빠니샤드에서 발견되지만 우빠니샤드는 그 반대로 속성을 지닌saguṇa 브라흐만에 대해서 말하는 경우도 있다. 더욱이 우빠니샤드는 ‘브라흐만과 개아jīva가 다르다는 것’ 을 말할 뿐만 아니라 암암리에 브라흐만과 개아 외에 세계jagat를 제3의 실재로 암시하는 경우도 있다. 샹까라는 이와 같이 명백하게 모순되는 사상들을 하나로 결합하고자 했다.

> 모든 우빠니샤드들은 먼저 [브라흐만과 아뜨만이] 동일하다는 것을 주장하고 그 후에는 예증과 추론에 의거해서 우주가 최고의 아뜨만의 ‘변이’ 혹은 ‘부분’ 또는 ‘유사한 것’ 으로도 보일 수 있다는 것을 말하지만 최종적으론 ‘동일성’ 을 결론으로 제시한다.[10]

샹까라의 철학에서 ‘브라흐만에 어떤 속성을 부여하는 것’ 혹은 ‘어떻게 유일자가 창조를 할 수 있는가’ 와 같은 의문과 관련된 논의는 반

---

* 일반적으로 초기 베단따 학자들은 브라흐만과 개아의 관계를 불일불이不一不異, bhedābheda로 파악했던 것으로 알려져 있다. 불일불이설을 대표하는 비유가 ‘물과 거품의 비유’ 인데, 불일불이설에 따르면 ‘마치 물과 거품이 동일하지도 다르지 않듯이’ 그와 같이 브라흐만과 개아는 동일한 것도 아니고 그렇다고 전혀 다른 것도 아니다.
샹까라는 불일불이설을 비판하고 ‘브라흐만과 아뜨만을 둘이 아닌 것(不二)’ 으로 파악한다.

10) BUBh. 2.1.10 : sarvāsu hy upaniṣatsu pūrvam ekatvaṃ pratiñāya, dṛṣṭāntair hetubhiḥ ca paramātmano vikārāṃśāditvaṃ jagataḥ pratipādya, punar ekatvam upasaṃharati.

드시 '제한된' 혹은 변형된 절대자(유속성 브라흐만 : 역주)에 대한 관점에서 진행된다. 샹까라가 '속성을 지닌 브라흐만'을 설명했던 단 하나의 목적은 명상의 토대 혹은 명상의 '대상'을 제공하기 위해서이다. 물론 명상을 하는 궁극적 목적은 불이不二의 실재를 자각하기 위한 것이다.*

어떤 점에서 볼 때, '불이의 브라흐만' 개념을 정당화하는 것은 샹까라가 반드시 해야 할 작업이 아니다. 그 이유는 천계서śruti[11], 즉 샹까라가 절대적인 권위를 부여하고 또 지혜의 원천으로 인정하고 있는 천계서가 이미 불이의 브라흐만을 설명했기 때문이다. 천계서를 대하는 샹까라의 태도는 아마도 『천 가지 가르침』의 산문편 중 첫 번째 장에서 가장 잘 드러날 것이다. 『천 가지 가르침』의 산문편 제1장에서, 형

---

* 최고 브라흐만무속성 브라흐만은 형태나 속성이 없으므로 경배나 명상의 대상이 될 수 없다. 바로 이 브라흐만은 내면에서 체험되는 실재이고 아뜨만과 다르지 않다. 한편, 샹까라는 '불이의 지혜를 알지 못하는 사람을 위해' 경배 대상으로서의 브라흐만을 인정하는데 그것이 '하위의 브라흐만'이다.

11) 쉬루띠śruti라는 용어를 정확하게 번역하기는 쉽지 않다. 아마도 '계시된 문헌(천계서, 계시서)'이 가장 좋은 번역어이지만 이 단어 역시 오해의 여지가 있다. 쉬루띠는 베다 문헌 전체를 포함하는데, 베다는 다른 고古 저작물들과 함께 수세기 동안 구전으로 전수되었고 서력 이후부터 글로 작성되었다. 여기서는 '텍스트' 그리고 '경전'이라는 용어도 어쩔 수 없이 사용하는데 그것은 구전 전통의 '문헌'을 합당하게 지시할 수 있는 용어가 필요하기 때문이다. 일반적으로 쉬루띠는 최고의 지혜를 드러내는 문헌이고 또 옛 성자에 의해 직접적으로 '들려진 것'으로 간주된다. 이 의미에서 쉬루띠는 계시서이지만 신에 의해서 계시된 것은 아니다. 쉬루띠는 원래부터 있던 것이고 영원한 것이다. 새로운 창조가 시작될 무렵, 쉬루띠는 마치 옛 겁에서 나타났던 것과 똑같은 형태로 다시 나타날 뿐이다. 한편, 스므리띠smṛti, 전승서는 태곳적 가르침이 '기억된' 것이다. 스므리띠의 저자는 인간(혹은 반신)으로 믿어진다. 이 이유에서 스므리띠는 쉬루띠라는 절대적인 권위에 종속된다.

* 샹까라의 경우 천계서śruti는 거의 대부분 우빠니샤드를 지칭한다. 심지어 베다veda라는 단어도 거의 대부분 우빠니샤드를 지칭하고 있다. 전승서smṛti 는 우빠니샤드를 제외한 『바가와드 기따』, 『마하브하라따』, 법전 문헌 등을 지칭한다.

이상학적 원리에 대한 논의는 사실상 거의 전적으로 천계 성구를 인용하는 것으로 대체되어 있다. 하지만 샹까라가 브라흐만과 아뜨만의 동일성에 대해 추가적으로 설명했던 경우도 발견된다. 이 중에서 가장 주목할 수 있는 것은 그가 아뜨만을 '스스로 확립된 존재svayaṃ siddha'로 말했다는 점이다.

> 브라흐만은 모든 것의 자아이므로, 브라흐만이 존재한다는 것은 이미 확립된 것이다. 모든 사람은, [자신의] 자아가 실재한다는 것을 인식하고 있기 때문에 결코 '나는 존재하지 않는다' 라고 말하지 않는다. 만약 '자아가 존재한다' 는 것을 알지 못한다면 세상 사람들은 모두 '나는 존재하지 않는다' 라고 생각할 것이다. 바로 이 자아가 브라흐만이다.[12]

아뜨만은 '스스로 확립된' 존재일 뿐만 아니라 또한 스스로 빛나는 존재이다. 샹까라는 자아가 스스로 빛난다는 의미에 대해서 지혜를 빛prakāśa과 관련시켜 간단한 비유를 제시한다. 마치 태양이 빛을 발하는 데 다른 빛을 필요로 하지 않듯이 그와 같이 지혜는 그 자체가 빛나는 것이므로 '빛을 발하기 위해' 또 다른 어떤 지혜를 필요로 하지 않는다.[13] 샹까라는 이러한 사고방식에 의거해서 하나의 논리적 결론을 내리는데 그것은 '브라흐만과 아뜨만의 동일성이 획득되어야 하는 어떤 것이 아니다' 는 것이다. 그 이유는 브라흐만과 아뜨만이 원래부터 동일한 것이고 또 바로 이 동일성이 인간의 본질을 구성하기 때문이다.

---

12) BSBh. 1.1.1. Thibaut 1890, p. 14. 필자는 Thibaut의 asittva라는 표현을 'existence', 'being' 으로 대체한다. 해당 원문은 다음과 같다.
sarvasyātmatvāc ca brahmāstitvaprasiddhiḥ ǀ sarvo hy ātmāstitvaṃ pratyeti, na nāham asmīti ǀ yadi hi nātmāstitvaprasiddhiḥ syat sarvo loke nāham asmīti pratīyat ǀ ātmā ca brahma.
13) 이 개념은 BUBh. 4.3.7에 자세히 설명되어 있다.

그 반대로 만약 동일성이 '성취되어야 하는 어떤 결과'라고 한다면 그 것은 영원한 진리가 될 수 없을 것이다.*

그렇다면, 아뜨만이 스스로 확립된 것이고 스스로 빛나는 것이라면 "왜 우리는 아뜨만을 알지 못하는가"라는 의문을 제기할 수 있고 샹까라는 이것에 대해 답해야 한다. 그는 이 문제를 그의 『브라흐마경 주해』 서문에서 언급한다. 샹까라는 그 이유를 무명無明, avidyā, 즉 "이전에 보았던 것에 대한 어떤 의식이 기억의 형태로 다른 것에 나타나는 smṛtirūpaḥ paratra pūrvadṛṣṭāvabhāsaḥ" 가탁假託, adhyāsa 때문에 발생한 무명 avidyā 때문이라고 주장한다.[14] 자아와 비아의 상호 가탁 때문에 참된 자아에 '비실재이고 무상한 신체'가 덧씌워진다. 이 이유에서 우리는 신체를 자아로 착각하고 또 자아가 아닌 것을 실재로 간주한다. 샹까라는 『브라흐마경 주해』 서문에서 진주조개 껍질이 은銀으로 오인되고 또 새끼줄이 뱀으로 오인되는 것과 같이 일상적으로 경험되는 것을 가탁의 예로 인용하고 있다.

따라서 샹까라에 따르면 인간이 자신의 본성을 자각하지 못하는 이유는 무명이고 그것에 대한 분명한 해결책은 오직 참된 지혜 samyagdarśana뿐이다. 바로 이 '거짓된 나타남(가탁)'을 제거하고 그럼으로써 원래적인 동일성을 회복하는 것은 행위에 의해서가 아니라 지혜에 의해서이다.* 샹까라는 놀라울 정도의 실재론적 논의를 사용해서 제식

---

* 샹까라에 따르면 브라흐만과 아뜨만의 동일성은 새롭게 획득되어야 하는 것이 아니다. 만약 브라흐만과 아뜨만의 동일성이 획득되어야 하는 어떤 것이라면 그것은 언젠가는 사라질 것이고 따라서 무상한 것이다. 따라서 브라흐만과 아뜨만의 동일성은 자각되어야 하는 성질의 것이고 따라서 자신의 참된 본성을 가리는 무명을 제거하는 지혜가 수단이다.

14) Thibaut1890, p. 4.

* 샹까라에 따르면 인간은 이미 해탈해 있지만 단지 그것을 자각하지 못할 뿐이다. 자신의 본성이 브라흐만이라는 것을 알지 못하는 것은 가탁으로 생겨난 무명 때문이다. 샹까라에 따르면 해탈의 수단은 무명을 제거하는

행위와 지혜를 날카롭게 구별한다. 그에 따르면 제식 행위는 베다 문헌의 명령에 의존codanatantra하고 또 인간의 마음에 의존puruṣatantra하는 것이지만 지혜는 그와 달리 지각의 대상이라 할 수 있는 '실재 그 자체에 의거vastutantra' 한다.[15] 예를 들어 '신성한 불 의식' 을 포함하는 제식 행위의 경우 베다 문헌과 참가자의 정확한 행위가 필수적이다. 하지만 지혜의 경우엔 상황이 전혀 달라진다. 심지어 베다가 '불火이 차갑다' 고 말하거나 혹은 어떤 사람이 '불이 젖었다' 고 말할지라도 우리 눈앞에 있는 실제의 불이 차가워지거나 젖지 않는 것과 같다.[16]

명상은 순전히 정신적인 작용이기 때문에 얼핏 보기에 명상은 제식 행위가 아닌 것으로 보일 것이다. 그럼에도 불구하고 분명한 것은 명상은, '명상을 하는 사람' 에게 의존한다는 점이다. 따라서 명상dhyāna은 '명상하는 사람에 따라서' 행해질 수도 있고 또 행해지지 않을 수도 있고 다르게 행해질 수도 있고 따라서 필연적으로 변화에 종속될 수밖

것 즉 지혜뿐이고 따라서 해탈은 말뚝이나 기둥을 제거하는 것처럼 '행위'에 의해 생성되거나 변형된 것이 아니다.

15) BSbh. 1.1.2 : na vastu yāthātmyajñānaṃ puruṣabuddhyapekṣam | kiṃ tarhi vastutantram eva tat | na hi sthāṇāv ekasmin sthāṇur vā puruṣo 'nyo veti tattvajñānaṃ bhavati| tatra puruṣo 'nyo veti mithyājñānam | sthāṇur eveti tattvajñānaṃ, vastutantratvāt | evaṃ bhūtavastuviṣayāṇāṃ prāmāṇyaṃ vastutantram | tatraivaṃ sati brahmajñānam api vastutantram eva, bhūtavastu viṣayatvāt. "실물vastu에 대한 바른 인식은, 있는 그대로의 실재에 대한 인식은 인간의 지성에 의존하는 것이 아니다. 그 이유는 [참된 인식은] 실물 그 자체에만 의존하기 때문이다. 하나의 기둥에 대해 '기둥인가 아니면 다른 것 혹은 사람이다' 고 하는 것은 참되게 아는 것tattvajñāna이 아니다. 기둥에 대해 '다른 것' 혹은 '사람' 이라고 말하는 것은 잘못 아는 것이고, 오직 '기둥이다' 고 말하는 것이 참되게 아는 것이다. 왜냐하면 [그것은, 기둥이라는] 실물에 의거vastutantra하기 때문이다. 그와 같이 현존하는 실재를 대상으로 하는 바른 인식은 실물에 의존하는 것vastutantra이다. 이러한 이유에서 브라흐만에 대한 앎 역시 [브라흐만이라는] 실물에 의거한다. 그 이유는 현재 존재하는 실물을 대상으로 하기 때문이다."

16) BUBh. 3.3.1.

에 없다. 샹까라는 제식 행위의 효능을 생성utpatti, 획득āpti, 변화vikāra 그리고 정화saṃskāra로 간주한다.[17] 이 용어들은 모두 앞에서 언급된 우빠사나upāsana의 세 가지 목표, 즉 불행을 피하는 것, 힘을 얻는 것, 점진적으로 해탈하는 것을 지시한다. 생성, 획득, 변이 등과 같은 특성이 절대자인 브라흐만에 귀속될 수 없다는 것은 말할 필요가 없을 것이다. 이들 행위는 어떤 것이든 제한적 부가물upādhi 혹은 변용을 수반한다. 이 이유에서 명상은 브라흐만과의 동일성을 알게 해주는 수단이 아니고 해탈의 수단도 아니다.

대체로 샹까라는 자신의 불이론과 양립할 수 없는 '전통적인 베단따의 가르침'을 철저하게 거절하지 않는 경향이 있다. 그 대신 그는 자신의 가르침에 위배되는 베단따의 가르침을 하위 개념으로 둔다. 대표적인 경우가 명상이다. 명상은 직접적으로 해탈로 이끌 수 없고 따라서 샹까라는 명상이라는 방법론을 거부해야 하지만 그는 명상을 '낮은 차원의 지혜'로 간주함으로써 충돌을 조정한다. 이러한 작업을 위해서 그는 『문다까 우빠니샤드』 1.14~5에서 설명된 높은para 지혜와 낮은 apara 지혜에 대한 구별을 끌어들였다. 샹까라가 지혜를 높은 차원의 지혜와 낮은 차원의 지혜로 나누고 서열화했던 것은 또한 높은 브라흐만 (上梵)과 낮은 브라흐만(下梵)이라는 구별에 대한 두 가지 관점과도 일치한다. 낮은 차원의 지혜(세속제 : 역주)에서의 브라흐만은 현상 세계와 관련된 브라흐만이고 또 무수한 특성guṇa을 지닌 '한정된 브라흐만'이다. 그 반대로 최고의 브라흐만은 조건 지워지지 않은 것이고 속성이 없는 nirguṇa 존재이다.[18]

---

17) BUBh. 3.3.1 : utpatty āpti vikārasaṃskāra hi karmasāmarthyasya viṣayaḥ.

18) 마하데완T.M.P. Mahadevan은, 샹까라가 '두 브라흐만이 존재한다는 것을 말하지 않았을 뿐만 아니라 또 엄밀히 말해서 브라흐만에 대한 두 가지 측면에 대해서도 말하지 않았다' 고 주장한다. 그는 샹까라의 취지를 '브라흐만을 볼 수 있는 두 개의 관점이 있다' 는 것이라고 말한다. '낮은' 브라흐만

샹까라는 최고의 브라흐만으로 '가는 것'이라는 말이 성립될 수 없다고 말한다. '절대자와의 동일성을 획득하는 것'에 대해서도 말할 수 없다. 스딸J. F. Staal은 '동일성'과 '동일화'라는 개념 사이의 중요한 차이점에 대해서 말한다.[19] '동일화'는 우빠사나의 경우처럼 '동일한 것을 만드는 행위'를 암시하고 '동일성'은 오직 '동일한 것'을 언급할 뿐인데, 동일성은 오직 '지혜'라는 수단으로써만 '이해'될 수 있는 성질의 것이다. 물론 샹까라는, 명상을 통해서 신의 세계devaloka에 도달할 수 있다는 것을 인정한다.[20] 하지만 그는, 명상을 통해서 얻을 수 있는 브라흐만은 무속성 브라흐만이 아니라 오직 유속성saguṇa 브라흐만과 관련된 측면일 뿐이라고 주장한다. 그럼에도 불구하고 샹까라는 '해탈이 브라흐만과의 동일성을 성취한 사람에 의해 성취될 수 있다'고 말하는 천계 성구의 말씀을 수용해서[21] '낮은 브라흐만(下梵)'의 영역에서는 점진적인 해탈kramamukti의 과정을 겪는다는 것을 인정한다. 점진적인 해탈은 '샹까라가 낮은 브라흐만을 지시하는 단어로 곧잘 사용했던' 바로 그 황금태黃金胎, Hiranyagarbha의 세계에서 헤아릴 수 없이 많은 시간을 보내는 동안 완전성을 자각해야 이루어지는 것이다. 그들은 황금태의 세계가 절대자 속으로 재흡수될 때까지 그곳에서 머물 것이다. 재흡수가 일어날 때 그는 황금태와 함께 해탈할 것이다.[22]

샹까라가 브라흐만을 높은 차원의 브라흐만과 낮은 차원의 브라흐만으로 구별했다는 점에서 그가 '두 개의 진리에 대한 가르침(二諦說 : 역주)'을 채용했다는 것을 알 수 있다. 샹까라의 최고 스승paramaguru인 가

    을 언급할 때의 '낮은'이라는 용어를 지각이라는 특성을 나타내는 것으로 이해해야 할 것이다. Mahadevan 1977, pp. 354~355.

19) Staal 1961, p. 109.
20) BUBh. 1.5.16.
21) BSBh. 4.3.10
22) BUBh. 6.2.15

우다빠다Gauḍapāda는 세속적인vyāvahārika 혹은 laukika진리와 궁극적인 pāramārthika 진리(勝義諦 혹은 第一義諦 : 역주)가 있다는 것을 가르쳤는데[23] 샹까라는 이 개념을 활용해서 자신의 불이론의 관점과 직접적으로 상응하는 천계 성구 그리고 그것과 모순되는 것으로 보이는 천계 성구를 구별하였다. 이와 같은 방식으로 샹까라는, 최고 브라흐만의 불이적 '특징'을 간단히 표현하는 '아니다, 아니다neti neti'와 '네가 그것이다tat tvam asi'와 같은 경구들을 '궁극적인pāramārthika 지혜를 일으키는 것'으로 이해했고 그 반대로 '브라흐만은 태양āditya이다' 혹은 '브라흐만은 마음이다'와 같은 경구들을 '세속적인vyāvahārika 지혜를 전달하는 것'으로 이해했다. 이와 같은 두 가지 진리관에 의거해서 샹까라는 '절대자 브라흐만과 관련되지 않는 천계 성구'를 세속적 진리와 관련된 것으로 격하시킴으로써 그 나름대로의 유효성을 유지하게 했다. 하지만 세속적 진리의 차원 내에서도 세속적인 활동과 종교적인 활동 사이의 차이점이 있다. 샹까라는, '세속적 진리를 담고 있는 성전의 의도'가 '세속적 욕망에 몰두해 있는 사람들의 마음을 전환해서 그 관심을 내부의 아뜨만으로 돌려서[24] 그리하여 그들이 해탈 즉 인간의 최고 목표를 성취하게끔 하는 데 있다'고 주장한다. 하지만 궁극적 진리 차원에

---

23) 의심의 여지없이 샹까라는 이러한 입장을 가우다빠다로부터 물려받았다. 이 점에 대해서는 가우다빠다의 『가우다빠다송』 4.57 그리고 샹까라의 『만두캬송 주해』 6.40을 참조. 한편, 가우다빠다는 이러한 개념을 용수Nagārjuna 로부터 채용한 것으로 보인다. 용수에 대해서는 『근본중론송Mūlamadhyamakā-rikā』. 24.8을 참조. 한편 최고의 브라흐만과 낮은 브라흐만의 구별과 관련된 분명한 문헌적 토대는 『문다까 우빠니샤드』 1.1.4. 『쁘라쉬나 우빠니샤드』 5.2에서도 발견되므로, 샹까라가 이 개념을 확대해서 두 개의 진리관과 연결지었다고도 말할 수 있다. 두 개의 진리관에 대한 가우다빠다의 논의에 대해서는 Mahadevan 1975, pp. 195~196 ; 213~214를 참조.

24) BSBh. 1.1.4 : svābhāvikapravṛttiviṣayavimukhīkaraṇārthāni ⋯⋯ pratyagātmaśrotas tayā pravartayanti.

서의 지혜는 제식 행위 혹은 심지어 명상의 영역조차 넘어선 것이다. 그럼에도 불구하고 샹까라의 베단따 철학에서 명상은 지혜를 발생시키는 토대를 제공하는 가장 탁월한 영적 훈련으로 존속하는데 이 점에 대해서는 뒤에서 살펴 볼 것이다.

2. 갸나 요가Jñānayoga

샹까라는 불이론에 입문하는 제자들에게 '갖추어야 할 자질들'을 설명했는데 이 자격 조건엔 요구 사항이 너무 많으므로 가장 뛰어난 제자에게만 해당되는 자격 조건으로 보인다. 어떤 사람은 '이와 같은 자격을 완전히 갖춘 사람들은 이미 자아실현을 목전에 두고 있는 사람일 것'으로 의심할 정도이다. 하지만 샹까라는 이러한 자격 조건을 완전하게 갖추지 못한 제자를 위한 가르침도 기꺼이 제공한다. 그는, 다르마dharma에 어긋나게 행동하는 자 그리고 일상사에서 부주의한 자, 예비적인 지식이 부족한 자, 세속적인 사람에게 관심을 기울이는 자 그리고 카스트와 같은 것에 자부심을 갖는 학생에 대해 먼저 언급한다.[25] 그리고 샹까라는 그러한 제자들에게 8지요가aṣṭāṅgayoga의 첫 두 단계를 이루는 금계yama와 권계niyama를 따를 것을 권유한다.[26] 유사한 맥락에서 샹까라는, 뷔야사의 『요가경 주해』가 요가 실천의 간접적인 수단(팔지 요가에서 앞의 다섯 지분)과 직접적인 수단(총제, saṃyama)을 구별했던 방식을 활용한다. 샹까라는 이와 같은 개념(팔지요가의 외지칙과 내지칙에 대한

---

25) USG. 1.4 : adharma laukikapramāda …… asaṃjātadṛḍhapūravaśrutatvalok-
   acintā vekṣaṇajātyādy abhimānādi……

26) USG. 1.4 : akordhādibhir ahiṃsādibhiś ca yamair jñānāviruddhaiś ca
   niyamaiḥ…… "화를 내지 않는 것 등, 불살생 등과 같은 금계에 의해서 그
   리고 지혜와 모순되지 않는 권계에 의해서 ……."

구별 : 역주)을 우빠니샤드에 적용해서, 마음의 적정(śānta, dānta 등)을 구비하는 것을 직접적인pratyāsana 수단으로 간주하고 제식 행위를 '지혜의 획득과 다소 거리가 먼bāhyatara 수단'으로 묘사한다.[27]

샹까라의 모든 저작을 관통해서 흐르는 주제 중 하나는 제식 행위karman와 지혜jñāna가 결코 해탈의 수단으로 양립samuccaya할 수 없다는 것이다.[28] 샹까라에 따르면 제식 행위들은 행위자에 의존해서 실행되는 것이고 따라서 그것은 '이미 확립된 존재인 브라흐만'에 대한 지혜를 얻게 해주는 수단으로 간주될 수 없다. 심지어 까르마 요가karmayoga, 행위의 길 : 역주를 설명하는 『바가와드 기따』만 해도 '행위의 길'을 대단히 높게 평가하고 있지만 샹까라는 여전히 지혜와 행위가 양립할 수 없다는 입장을 고수한다. 샹까라는, 『바가와드 기따』에서 까르마 요가가 차지하는 탁월한 위상을 감소시키기 위해서 갸나 요가jñānayoga, 지혜의 길 : 역주가 해탈의 수단이라는 것을 한층 더 강조한다. 물론 그는, 까르마 요가가 갸나 요가의 수단이 될 수 있다는 점은 인정한다. 그에 따르면 일련의 예비적인 훈련들은 입문자들이 갸나 요가를 준비하는데 이바지하는 것이다.

『바가와드 기따 주해』 5.12와 5.24에서 샹까라는 정신적인 훈련 단계에 대한 윤곽까지 묘사하는데, 여기서 진행 단계가 발견된다. 하지만 샹까라가 그러한 정신적인 훈련이 실행될 수 있는 방법을 구체적으로 다루었던 것은 아니다. 사실 그는 그것을 단순히 『바가와드 기따』의 수행법과 자신의 불이론 베단따가 본질적으로 조화를 이룬다는 것을 예

---

27) BSBh. 3.4.27 ; 4.1.18
28) 샹까라가 이 주제를 지속적으로 논의했다는 것은 그 당시에도 많은 베단따 학자들이 '제식 행위와 지혜의 결합이 타당하다는 것'을 받아들였다는 것을 암시한다.

증하는 수단으로 간주했던 것으로 보인다. 하지만 『천 가지 가르침』에서 발견되는 그의 실천적인 가르침이 지닌 특성을 염두에 두고 판단한다면 『바가와드 기따 주해』에서 큰 틀로 제시된 방법들이 '그의 제자들에 의해 실제로 실행되었을 것'으로 믿게 해주는 충분한 이유가 된다. 어떤 경우이건 샹까라의 설명은 불이론의 정신적 훈련법을 분석하는데 유용한 자료가 된다고 할 수 있다. 샹까라는 다음과 같은 단계를 열거한다.

ⓐ 마음의 정화sattvaśuddhi
ⓑ 지혜의 획득jñānaprāpti
ⓒ 모든 행위들을 버림sarvakarmasaṃnyāsa
ⓓ 지혜에 확주함jñānaniṣṭhā

샹까라가 생성utpāda, 획득āpti, 변형vikāra, 정화saṃskāra로 묘사했던 제식 행위의 네 가지 기능 중에서[29] 오직 정화淨化만이 갸냐 요가에서 특별한 지위를 차지한다. 물론 '영원히 청정한nityaśuddha 브라흐만'이 정화되어야 할 대상이 아니란 것은 분명하다. 하지만 해탈을 추구하는 사람의 경우엔 지혜의 길로 몰입하는 것을 가로막는 장애가 있는 한, 정화되어야 할 것이 있다. 악업惡業의 축적 등과 같은 장애를 제거하기 위해서 지망생은 마음을 정화해야 하고, 마음을 정화하기 위해서 그는 제의, 보시, 베다 공부, 금욕, 단식에 열중해야 한다.[30] 물론 이런 행위들은 지혜를 생기게 해주는 것이 아니라 지혜가 생길 수 있게끔 마음을 정화하는 것일 뿐이다.

---

29) USP. 17.49 : utpādyāpyavikārāṇi saṃskāryaṃ ca kriyāphalam | nāto' nyat
    karmaṇaḥ kāryam tyajet tasmāt sasādhanam |
30) BSBh. 4.1.16.

마음이 정화될 경우 두 번째 단계가 제시된다. 첫 단계인 정화는 기본적으로 예비적인 것이기 때문에 보다 중요한 것은 ⓑ '지혜의 획득 jñānaprāpti' 이다. 그 다음 단계는 샹까라가 그의 작품에서 철저히 강조하는 것으로서, 제자가 ⓒ '모든 제식 행위를 반드시 포기해야 한다' 는 것이다. 그렇다면 여기서 제자가 해야 될 것으로 예상되는 것은 정확히 무엇인가? 제식 행위를 포기하는 것과 관련된 샹까라의 입장은 분명히 논란의 여지를 남긴다. 많은 학자들은 이 주제에 대한 샹까라의 견해가 완전히 모순된다고 주장하기도 한다.[31] 만약 지망생이 모든 제식 행위를 포기한다면 그는 어떻게 지혜의 길로 출항할 수 있겠는가?

샹까라가 지망생의 본성을 어떻게 파악했는지를 살펴본다면 이 문제에 대한 몇 가지의 단서를 발견할 수 있을 것이다. 샹까라는 지망생이 갖추어야 할 조건을 다음과 같이 열거한다.[32]

① 영원한 것과 무상한 것을 구별하는 것nityānityavastuviveka

② 현생이나 내세에서, 행위의 결과에 대한 욕망을 버리는 것-

    ihāmutrārthaphalabhogavirāga

③ 적정, 자기 통제 등과 같은 조건을 구비하는 것

    śamadamādi sādhansampat

④ 해탈을 갈구하는 것mumukṣutva

---

31) 예를 들어 마에다Sengaku Mayeda는 '샹까라가 행위의 포기를 주장하면서도 정화와 같은 행위를 받아들이는 것' 을 모순이라고 주장한다. 그럼에도 불구하고 마에다는 '샹까라가 도덕적인 문제를 등한시했다' 고 주장하는 오토Rudolf Otto나 도이센Paul Deussen의 비판으로부터 샹까라를 옹호하려고 노력한다. 마에다는, 포기renumciation의 문제에 대해서 샹까라가 의도적으로 자기 모순적인 입장을 취했다고 주장한다. Mayeda 1979. p. 88 이하를 참조.

32) BSBh. 1.1.1. 샹까라는 제자의 조건을 USG. 1.2.4 그리고 USP. 16.72; 17: 85에서 더 자세히 다루고 있다.

얼핏 보기에 마지막 네 번째 조건을 제외하고는 모두 '자아실현'의 경지를 의미하는 것으로 오해될 수 있다.[33] 예를 들어 ① 식별viveka이라는 것은 '자아가 아닌 것'에서 자아를 구별하는 것, 새끼줄과 뱀을 구별하는 능력을 포함하는데 만약 지망생이 이와 같은 식별의 능력을 갖추었다면 그는 "네가 그것이다tat tvam asi"의 의미를 즉각적으로 이해할 것이다. 따라서 그에게는 더 이상 갖추어야 할 조건이나 해야 할 것이 없을 것이다. ③에서 열거된 조건들도 마찬가지이다. 샹까라가 열거한 이 조건(적정, 자기 통제 등의 자질을 함양하는 것 : 역주)들은 의심할 바 없이 『브리하다란야까 우빠니샤드』 4.4.23에서 언급된 것이다.* 하지만 『브리하다란야까 우빠니샤드』 4.4.23은 '이미 브라흐만을 알고 있는 성자'에 대한 설명을 담고 있다. 따라서 샹까라가 제자에게 이와 같은 선행 조건을 열거했던 이유를 논리적으로 설명할 수 있는 것은 하나뿐이다. 그것은, 비록 지망생은 자신이 그러한 자질을 갖추었다는 것을 보이고

---

33) 도이센Paul Deussen은 p. 81에서 이 점에 대해 주목하고 있지만 정교하게 논의했던 것은 아니다.

* BU. 4.4.23 : …… tasmād evaṃvit śanto dānta, uparatas titikṣuḥ samāhito bhūtvā ātmany evātmānam paśyati sarvam ātmānam paśyati …… "그러므로 그와 같이 아는 사람은 적정, 자기 통제, 감관의 철수, 인내, 집중이라는 [자질을] 갖춘 후에 '오직 자기 속에서 아뜨만을 보고' 또 '아뜨만 속에서 모든 것을 본다.'"

한편, 후대의 불이론은 위의 ③ '적정, 자기 통제 등과 같은 조건을 구비하는 것śamadamādi sādhansampat'을 보다 구체적으로 '여섯 가지 조건을 갖출 것ṣaṭkasampatti'으로 풀이한다. (1) 적정śama은 외적 대상으로 기울어 있는 마음을 제어하는 것mano nigrahaḥ이다. (2) 자제dama는 눈 등의 감관을 제어하는 것cakṣurādibāhyendriyanigrahaḥ이고 (3) 감관의 철수uparama는 마음이 대상에 이끌리지 않도록 하는 것 혹은 자신의 의무를 행하는 것svadharmānuṣṭhānameva으로 말해진다. (4) 인내titikṣa는 추위, 더위, 기쁨, 고통을 인내하는 것śītoṣṇasukhaduḥkhādisahiṣṇutvam이고 (5) 믿음śriddha은 스승과 베단따의 말에 믿음을 갖는 것guruvedāntavākyādiṣu viśvāsaḥ이다. (6) 집중samādhāna은 마음을 한 곳에 집중cittaikāgratā하는 것이다.

싶었지만 아직까지는 그것을 자신의 인간성으로 완전히 체득화하지 하지 못했다는 것이다. '제자가 가르침을 충분히 이해할 때까지 스승은 반복해서 가르침을 설명해야 한다'[34]라고 샹까라가 말했던 것도 이 이유에서일 것이다.

세속적인 것은 물론이고 심지어 다음 생에서의 욕망조차 금지하는 것과 '해탈에 대한 욕망'이 양립할 수 없다는 점에서[35] ④의 해탈에 대한 열망mumukṣutva은 ② '욕망을 버리는 것離慾, virāga'을 필수 조건으로 한다. 하지만 여기서 중요한 것은 샹까라가 ②번의 '이욕'을 설명하면서 그가 『바가와드 기따 주해』에서 열거된 훈련의 단계에서 말했던 ⓒ '모든 제식 행위를 버려야만 한다는 것'를 요구하지 않았다는 점이다. 오히려 샹까라는 행위의 결과에 대한 욕망을 버릴 것virāga만 요구한다. 이러한 관념은 『바가와드 기따』 4.20에 나타나는 "행위의 결과에 대한 집착을 버리고서 …… 비록 행위를 할지라도 그는 어떤 것도 행하지 않는다"[36]는 관념과 매우 흡사하다. 하지만 '제식 행위를 모두 포기해야 한다'는 샹까라의 입장은 『바가와드 기따』의 입장과 완전히 다르다. 『바가와드 기따』 그 반대로 '행위를 해야 한다'고 말하고 있다.

만약 샹까라가 설명했던 '포기'의 의미를 자구대로 고지식하게 이해한다면 제자는 자기모순에 걸려들 것이다. 왜냐하면 제자는 불이론의 관습에서 필수적인 두 가지 행위, 즉 스승에게 다가가기 위해서 그리고 심지어 신성한 말씀을 경청하기 위해서는 반드시 의식儀式을 거행

---

34) USG. 1.2 : brūyāt punaḥ punar yāvad grahaṇaṃ dṛḍhībhavati.
35) 샹까라는 단념되어야 할 세 종류의 욕망에 대해 열거한다. 아들들을 통해 얻는 이 세상에서의 욕망 그리고 제식을 통해서 추구하는 선조의 영역에 대한 욕망 그리고 명상을 통해서 도달되는 신의 세계에 대한 욕망이 그것이다. BUBh. 3.5.1.
36) BG. 4.20 : tyaktvā karmaphalāsaṅgaṃ …… karmaṇy abhipravṛtto 'pi naiva kiṃcit karoti saḥ.

해야만 하기 때문이다.* 따라서 샹까라가, 『바가와드 기따』 3.8에서 제시된 상식적인 논의조차 완전하게 부정했을 가능성은 거의 없다. 『바가와드 기따』 3.8의 요점은 '행위를 하지 않고서는 심지어 자신의 몸조차 부양할 수 없다' 는 것이다. 하지만 샹까라는 이러한 입장을 지지하기를 원하지 않았던 것으로 보인다. 그는 자신의 주석에서 이 게송의 의미와 관련된 다양한 해석을 제시함으로써 텍스트의 원래 의미를 고의로 희석시켜 버린다. 만약 '포기' 에 대한 샹까라의 입장을 누군가 직접적으로 반박했다면 아마도 샹까라의 대답은 "호흡 행위를 멈출 필요까지는 없지만, '내가 호흡한다' 는 관념은 버려야 할 것이다"는 것일 것이다. 물론 이것은 『브리하다란야까 우빠니샤드 주해』 1.4.7에서 샹까라가 취한 입장이다. 샹까라는 명상을 하는데 '명령' 이 필요하지 않다고 주장한다. 그에 따르면 그 이유는, 명령이라는 것은 '명상의 대상과 구별되는 존재' 로서의 명상가가 별도로 있다는 것을 암시할 뿐이기 때문이다. 하지만 샹까라는 명상의 필요성에 대해선 반박하지 않는다. 샹까라의 입장은 "어떻게 삼매 혹은 삼매가 아닌 것(산란심) 혹은 다른 행위들이 아뜨만에게 있을 수 있는가"라는 『천 가지 가르침』 운문편 13.17[37]에서 분명하게 드러난다. "마음을 집중함으로써 모든 것이 아뜨만이라는 것을 알아야만 한다"[38]와 같이 샹까라가 명상의 가치를 지지했던 것은 그가 명상의 필요성을 알고 있었기 때문이다.

여기서 '포기' 에 대한 샹까라의 입장을 암시해 주는 것을 다음과 같

---

* 불이론을 공부하려는 제자는 몇 가지 자격 조건을 갖춘 후 스승에게 꽃 등을 들고 다가가 간략한 세레머니를 한 후에 본격적으로 배우게 된다. 따라서 이러한 행위마저 버린다면 '지혜의 길' 로 출항할 수 없게 된다.

37) USP. 13.17 : samādhir vāsamādhir vā kāryaṃ vānayat kuto bhavetl Mayeda1979, p. 133을 참조.

38) USP. 13.25 : sarvadātmānaṃ vidyāt sarvaṃ samāhitaḥ | Mayeda1979, p. 134를 참조.

이 요약할 수 있다.

(1) 제식 행위는 해탈의 수단인 지혜와 결코 양립할 수 없다. 왜냐하면 모든 행위들은 '행위 주체라는 관념'에 의존하므로 궁극적으로 그것은 무명의 소산avidyākāryatva이기 때문이다. 참된 지혜와 무명이 절대로 양립할 수 없듯이 해탈을 열망하는 자가 제식 행위를 계속한다는 것은 있을 수 없다. (2) 그럼에도 불구하고 제식 행위는 완전히 거부되는 것이 아니라 갸나 요가를 위한 간접적 수단 혹은 예비적인 역할로 격하된다. (3) 문자적으로 제식 행위를 버리는 것이 아니라 '내가 행위자이다'와 같은 관념에 근거한, 행위에 대한 모든 집착을 완전히 버려야 한다는 것이다.[39]

여전히 한 가지 의문이 남는데, 그것은 왜 샹까라가 제자에게 보다 꼼꼼하고 자세한 가르침을 전하지 않고 그 대신 모든 제식 행위를 버리라고 말했을까에 대한 것이다. 이 점에 대해서는 마에다Mayeda의 주장, 즉 샹까라가 학생들에게 새로운 인식이라는 충격을 주길 원했다는 지적[40]도 근거가 있다. 그러나 샹까라가 이 방법을, '학생들이 너무나도 자명할 것으로 간주했던 관념'을 제거하는 수단으로도 사용하지 않았을까? 학생은 비록 행위의 결과를 추구하지 않을지라도 그 자신의

---

39) 분명히 샹까라는 그의 짧은 생애에서 상당히 대단한 활동을 하였다. 그가 다작多作을 남겼고 넓게 여행했다는 것은 그가, "행위의 결과에 대한 집착을 버리고, 항상 만족하며, 어떤 것에도 의존하지 않는 사람은 설사 행위를 할지라도 아무것도 행하지 않는 자이다"와 같은 『바가와드 기따』 4.20의 참된 의미대로 활동했다는 것을 의미한다.

40) 마에다는 다음과 같이 말한다.
"샹까라는 제자들의 인생관을 완전히 바꿀 것을 요구했다. 이 경우 가장 효과적인 가르침은 일대의 충격을 줌으로써 '브라흐만과 아뜨만이 다르다'는 생각에 의거해서 그들이 가장 중요시하는 의무duty들과 관련된 행위를 완전히 포기하게 만드는 것이다. 바로 이것이 브라흐만과 아뜨만의 동일성을 자각하게 해줄 것이다." Mayeda 1979, p. 91.

제식 행위에 대한 집착이라는 덫으로 걸려드는 경향이 많았을 것이다. 따라서 샹까라는 제자들이 무의식적으로 받아들이는 '나는 최고의 브라흐만이 아니며, 나의 본질은 행위자이다'[41]와 같은 식의 행위자 관념을 보다 근본적으로 제거하길 권했을 것이다.

해탈을 추구하는 지망생은 모든 제식 행위를 포기한 후에 지혜의 길 중 마지막 단계인 '지혜의 확립jñānaniṣṭhā'로 들어간다. '지혜의 확립 jñānaniṣṭhā' 이라는 표현은 『바가와드 기따』 18.50에 언급된 "지혜의 정점 niṣṭhā jñānasya" 에서 채용한 것인데 샹까라는 『바가와드 기따 주해』 전체에서 이 복합어를 '지혜의 요가jñānayoga'를 지칭하는 것으로 사용했다.[42] 샹까라에게, '지혜의 확립jñānaniṣṭhā' 은 '그것에 의해서 지혜 속에서 확고부동함이 성취되는 작용' 을 의미하고 갸냐 요가의 정점을 지칭한다. 그는 '지혜의 확립jñānaniṣṭhā' 을 "내적 자아에 대한 생각의 흐름 saṃtāna을 확립하려는 노력이 확립된 것"[43]으로 설명한다. 샹까라가 말한 '생각의 흐름' 은 분명히 명상을 암시한다.[44] 하지만 샹까라는 '지혜

---

41) USG. 2.51 : yady apy ahaṃ vidyamānas tathāpi na paramātmā | kartṛtvabhoktṛtvalakṣaṇaḥ saṃsāro mama svabhāvaḥ. "제가 존재한다고 해도 [저는] 최고의 아뜨만이 아니며, 저의 본성은 행위 주체, 경험 주체를 특징으로 하는 윤회자입니다."

42) 샹까라는 『바가와드 기따』에 언급된 세 종류의 요가 중에서도 갸냐 요가지혜의 길, jñānayoga가 최고라는 것을 암시하기 위해 niṣṭha의 의미를 '완성 paryavāsanna, parisamāpti' 으로 정의한다. niṣṭha는 또한 '헌신' 을 의미하기도 하는데 『바가와드 기따 주해』 18.55에서 샹까라는 갸냐 요가를 『바가와드 기따』가 최고의 헌신bhakti으로 간주하는' ananyabhakti집중된 헌신에 상응하는 것으로 인용한다. 한편, 샹까라는 『문다까 우빠니샤드』 1.2.12의 brahmaniṣṭha라는 표현을 '모든 제식 행위를 버리고 절대적인 불이不二의 브라흐만에 몰입된 자hitvā sarvakarmāṇi kevale 'dvaye brahmaṇi niṣṭhā yasya so 'yaṃ brahmaniṣṭho' 를 의미하는 것으로 풀이하였다.

43) BGBh. 18.55 : pratyagātmaviṣayapratyayasaṃtānakaraṇābhiniveśa.

44) 샹까라는 『쁘라쉬나 우빠니샤드』 5.1에서 명상을 '흐름saṃtāna, PUBh. 5.1' 이라는 단어로, 그리고 『바가와드 기따 주해』 13.24에서는 이와 유사한

의 확립jñānaniṣṭhā' 이라는 방법이 '참된 지혜를 확립' 하는데 꼭 필요한 것이 아니라는 것을 조심스럽게 지적한다. 왜냐하면 지혜를 추구하는데 있어 '노력yatna' 은 필요하지 않기 때문이다. '생각의 흐름' 이라는 것은 '자아가 아닌 것非我' 에서 자아라는 개념을 버리는 것과 관련해서만 유지되는 것이다.[45]

이 점에서 갸나 요가에 대한 몇 가지 가설적인 개요는 제쳐 두어야한다. 지혜의 길에 어떤 진행이 있다는 바로 이 생각은 "더 이상 나아가야 할 단계가 없는 자아에 대한 참된 앎 그것에 대한 하나의 전단계일 뿐"[46]이다. 궁극적으로 해탈에 대한 샹까라의 가르침은 두 개의 진리관에 근거하는데, 여기서 명상은 '낮은 차원에서의 진리관' 에서만 위치를 차지할 수 있다. 왜냐하면 명상 수련은 기본적으로 다양성에 대한 관념을 수반하기 때문이다. 다시 말해서 명상은 명상가sādhaka, 명상의 대상sādhya 그리고 명상 행위sādhanā라는 다수성이 있어야만 성립하기 때문이다. 샹까라는 철저한 불이론을 고수함으로써 성전과 스승의 필요성에 대해서도 이의를 제기한다. 하지만 만약 스승과 제자의 구별조차 없다면 가르침의 취지는 무엇인가? 이에 대해 샹까라는 참된 진리가 스스로 드러나기 전까지는 실재에 대한 통념이 유효하고 또 실제로 통념적 가르침을 따르는 지망생도 있을 수 있다고 주장한다.[47] 그러므로 명상을 설명하는 성전의 목적은, 직접적인 지혜를 일으키는 것이 아니라 단지 제자의 관심을 지혜로 돌리게 하는 것이다. 따라서 명

---

saṃtata라는 단어로 설명한다. 두 단어는 『브라흐마경 주해』 4.1.8과 『바가와드 기따 주해』 12.3에서 명상을 묘사하는데 사용했던 단어 '지속적인 흐름pravāha' 과 동의어이다.

45) BGBh. 18.50 : tasmāj jñāne yatno na kartavyaḥ, kiṃ tv anātmāni ātmabuddhinivṛttāv eva.

46) BSBh. 4.1.3. 번역은 Thibaut 1896, p. 336.

47) BSBh. 2.1.14.

상은 최고의 진리로 이끌지 못한다.

만약 샹까라가 자신의 불이론 베단따의 원리들과 일치하는 해탈의 방법론을 전개하였다면 그것은 틀림없이 최고의 진리(승의제)라는 관점에서 유효한 수행법일 것이다. 샹까라가 '지혜의 확립jñānaniṣṭhā' 이라는 개념을 자아와 자아가 아닌 것 사이의 차이점을 식별하는 것으로 파악한 이상, 이것은 '진정으로 해탈을 추구하는 지망생에게' 샹까라가 제시했던 가르침에 대한 어렴풋한 일별을 제공한다. 해탈은 새롭게 획득되어야 하는 어떤 것이 아니다. 하지만 그 이전에 지망생들은, '자아를 자아가 아닌 것으로 보이게 하는 그릇된 개념' 을 제거하는 방법을 발견해야만 한다. 이러한 목적을 위해서 샹까라는, '제자들이 오직 불이의 실재에 대한 확신에 근거해서' 자아와 비아를 식별할 수 있는 통찰력을 함양시킬 수 있는 과정을 제시한다.

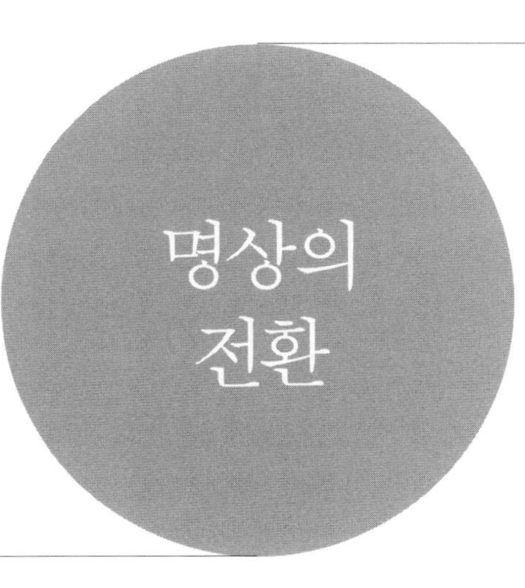

명상의
전환

IV. 명상의 전환

제식과 명상은 행위에 의존하는 것이므로 샹까라는 제식과 명상을 해탈의 수단으로 인정하지 않았다. 따라서 샹까라는 '행위에 의존하지 않고도 해탈을 성취할 수 있는 방법'을 제시해야만 할 것이다. 샹까라는 천계서를 주석하면서 해탈의 수단이 오직 지혜뿐이라는 것을 이미 예증한 바 있다. 하지만 스승으로서의 샹까라는 해탈을 획득할 수 있는 '방법' 혹은 더 정확히는, '자기 자신이 이미 해탈해 있다는 것을 자각할 수 있는 방법'을 구체적으로 설명해야 할 의무가 있었고 따라서 그는 제자들에게 자아를 실현할 수 있는 특별한 방법을 제시한다. 샹까라가 제시하는 방법엔 분명히 혁신적인 요소도 있지만 그의 가르침은 기본적으로 베단따의 천계서śruti와 전승서smṛti에 의거한 것이다.[1] 해탈의 방법에 대한 샹까라의 가르침 역시 『브라하드아란야까 우빠니샤드』라는 천계서에서 처음으로 제시된 공식, 즉 "들어야만 한다, 숙고해야만 한다, 깊이 명상해야만 한다śrotavyo mantvyo nididhyāsitavyo"는 말에 의거하고 있다. 샹까라는 바로 이 고대의 명상법을 계속해서 활용하고

---

1) 본서 제3장의 각주 11을 참조.

또 그것을 자신의 불이론 베단따의 원리들과 일치시킬 수 있는 어조로 설명한다. 『브리하다란야까 우빠니샤드』 2.4.5에 대한 주석에서 샹까라는 먼저, 스승이나 성전을 통해 자아의 본질에 대해서 ‘들어야 한다’고 말하고 그 다음에는 ‘들은 것’을 이성으로써 숙고해야만 하고 마지막으로 그것에 대해서 확고하게 명상해야 한다고 말한다.[2] 물론 『브리하다란야까 우빠니샤드』 2.4.5에서 언급된 ‘들어야 한다, 숙고해야 한다, 명상해야 한다’는 세 가지 간곡한 권유를 마치 제식 행위에 있어서의 ‘명령’으로 이해서는 안 될 것이다. 왜냐하면 샹까라에 따르면 ‘듣고, 숙고하고, 명상하는聞·思·修, śravaṇa-manana-nididhyāsana’ 과정이 목표로 하는 것은 오히려 ‘제식 행위의 동기가 되는 잘못된 관념’*을 제거하는 것[3]이기 때문이다.

참된 지혜로 이끄는 이와 같은 훈련에서 핵심적인 것은 ‘위대한 말씀mahāvākya’, 즉 ‘최고의 진리만을 표현하고 있는 신성한 말’이다. 고古 우빠니샤드에서 ‘위대한 말씀’은 수없이 많이 발견되지만 샹까라가 특별히 주목했던 것은 “그대가 그것이다tat tvam asi”라는 말씀이다. 샹까라는, “‘그대가 그것이다’라는 천계서의 말씀 없이는 브라흐만과 아뜨만

---

2) BUBh. 2.4.5 : śrotavyaḥ pūrvam ācāryata āgamataś ca | paścān mantavyas tarkataḥ | tato nididhyāsitavyo niścayena dhyātavyaḥ. “먼저 스승으로부터 성전을 들어야만 한다. 그 후에는 이성적으로 숙고해야만 한다. 그리고서 굳건하게 ‘지속적인 명상’을 해야 한다. 즉, 명상해야만 한다.” 샹까라는 nididhyāsana(ni+dhyai)의 의미를 niścayena(‘결연하게’, 혹은 ‘확실히’)와 더불어 의욕법적인 의미로 설명하고 있다.

* 제식 행위는 행위자, 행위 대상, 행위의 구별을 전제로 하고 이것은 필연적으로 ‘나는 행위자이다’라는 의식을 동반한다. 샹까라에 따르면 ‘내가 행위자’이라는 생각은 참 자아ātman에 행동 기관 등이 가탁됨으로써 생겨난 잘못된 생각이다.

3) BUBh. 2.4.5 : yad brahmakṣatrādi karmanimittaṃ varṇāśramādilakṣaṇam ātmany avidyādhyāropitapratyayaviṣayam …… avidyāpratyayaviṣayam rajjvām iva sarpapratyayaḥ tad upamardanārtha āha.

이 동일하다는 것을 결코 이해할 수 없다"[4]고 말한다. 이와 같은 샹까라의 주장을 살펴보면 그가 지혜를 얻게 해주는 유일한 수단을 성전聖典으로 파악했다는 것을 분명히 알 수 있다. 하지만 샹까라는 성전의 말씀śabda뿐만 아니라 논리적인 논증yukti도 지혜를 획득케 해주는 올바른 수단이라는 것도 곧잘 언급한다. 특히 『만두꺄송 주해』에서 샹까라는 논증과 성전의 말씀이 동등한 권위를 지닌다는 것을 여러 차례 암시하고 있다.[5]

샹까라가 성언량과 비교하면서 이성적 사고의 역할이 무엇인지를 가장 심도 있게 논의했던 곳은 『브라흐마경 주해』 2.1.6과 2.1.11이다. 『브라흐마경 주해』 2.1.6과 2.1.11은 논증yukti과 성언량śabda에 대한 샹까라의 결론적인 논의를 담고 있다.[6] 일단 샹까라는 숙고manana의 과정을 궁색한 추론śuṣkatarka이 아니라고 주장한다. 하지만 그는 이성이 반드시 직관적인 지혜에 종속되어야anubhavāṅga 하고 또 직관적 지혜(anubhava, 직접적인 체험)는 성전과 직접적으로 관련되어야 한다고 주장한다. 여기서는 성언량이 이성적 논증보다 우위에 있다는 샹까라의 주장을 좀더 살펴보기 위해서 직관적 지혜와 성언량의 관계에 대해서는 뒤에서 논의할 것이다.

샹까라에 따르면 완벽한 지혜란 변화하지 않는 것이고 또 논쟁거리가 될 수 없는 것이다. 성전의 말씀은 마치 '불은 뜨겁다' 와 같은 명제와 같이 자명하고 완벽한 것이다. '불이 뜨겁다' 는 말이 타당한지에 대

---

4) BSBh. 1.1.4 : tat tvam asīti brahmātmabhāvasya śāstram antareṇānavagam-yamānatvāt. 번역은 Thibaut 1890, p. 23을 참조.
5) MKBh. 3.13 ; BGBh. 18.17; USP. 15.54; USG. 1.43~44를 참조.
6) 이 주제에 대한 포괄적이고 가장 활발한 논의에 대해서는 할파스 1983, pp. 27~84를 참조. 아쉽게도 필자가 원고를 작성할 당시에는 이 문헌을 구할 수 없었다.

해서는 의문의 여지가 있을 수 없고 또 의견이 충돌할 만한 것도 없다. 샹까라는, 그 반대로 '심지어 가장 저명한 사람들(까삘라와 까나다를 꼬집어 언급하며)' 사이에서조차도 의견이 상충하는 경우가 많다고 말한다. 따라서 인간의 논리적인 논의에 의거해 있는 논서śāstra들이 서로 모순된다는 것은 불가피하다. 하지만 논리가들의 다양한 논의들과 달리 베다는 과거에서나 현재에서나 영원한 것이고 언제나 진리의 근원이다.

샹까라는 지혜를 얻게 해주는 두 가지 수단 사이의 차이점을 추가로 언급한다. 샹까라에 따르면 실재의 참된 본성은 너무나도 심오한 것atigambhīra이어서 성전의 도움이 없이는 이해될 수 없는 것이다. 그 이유는 브라흐만은 형태나 색깔 등과 같은 속성을 지닌 것이 아니므로 이성으로 지각될 수 없기 때문이다. 하지만 샹까라는 어떤 의미에서는 천계서가 직접적인 지각을 돕는 것으로 이해하고 있다. 그는 천계서와 전승서를 비교하면서 천계서를 '직접 지각(현량, pratyakṣa)'에 비유하고 전승서를 '추리(추론, anumāna)'에 비유한다.[7] 물론 천계서는 "지각의 범위를 넘어서 있는 것 그리고 감관으로 지각할 수 없는 것을 인식케 해주는 증거"[8]이므로 이 비유에서의 직접 지각은 통념적인 의미에서의 지각이 아니다. 오히려 천계서는 샹까라가 '직접 지각' 혹은 더 특별하게는 '직관적인 지혜'를 의미하는 것으로 사용했던 용어 '직접적인 체험anubhava'의 토대가 된다. 샹까라는, 독단적인 접근을 피하기 위해서는 천계서에만 의존하지 말고 '진리에 대한 직접적인 체험'에도 의거해야 한다고 말한다. "상황에 따라서는 천계서뿐만 아니라 직관anubhava

---

7) BSBh. 1.3.28 : pratyakṣam śrutiḥ prāmāṇyam praty anapekṣatvāt l
anumānam smṛtiḥ prāmāṇyam prati sāpekṣatvāt;
나카무라Hijime Nakamura는 이 개념을 그의 1962년 논문에서 논의하고 있다. 자세한 것은 Nakamura 1962, p. 159.

8) BGBh. 18.66 : prāmāṇyam na pratyakṣādiviṣaye adṛṣṭadarśanārthaviṣayatvāt prāmāṇyasya.

등도 [참된 앎의] 수단이 된다."[9]

샹까라의 가르침에서 발견되는 일반적인 내용은 천계서śruti가 지혜
의 원천인 반면 직접적인 체험anubhava은 '지혜가 추구하는 최종적인
결과avasāna' 라는 것이다. 이 점을 염두에 둔다면 샹까라가, 왜 '독립적
인 추론이 직관에 종속되어야만 한다' 고 주장했는지 그 이유를 알 수
있을 것이다. 왜냐하면 해탈을 열망하는 사람은 처음엔 천계서로부터
지혜를 얻지만 그 지혜를 최종적으로 자기 것으로 만드는 것은 '직접
적인 체험anubhava' 에 의해서이고 따라서 직접적인 체험이 참된 지혜를
대표하기 때문이다.

샹까라는 베다의 말씀이 어떻게 참된 지혜를 일으키는지에 대해 특
별하게 설명하지 않는다. 그것보다 샹까라가 더 많은 관심을 기울였던
것은 '천계서가 지혜의 근원이라는 것' 을 예증하는 것이다.[10] 그 까닭
은 그가, 이성의 영역을 넘어선 것으로 간주해버린 지혜의 생성 과정
을 논리적으로 설명하는 것이 어렵기 때문이라는 것은 자명하다. 샹까
라는, '들어야 하고, 생각해야 하고, 명상해야 한다' 는 고古 우빠니샤드
의 권고가 '사람의 관심을 지혜로 돌리게 하거나 혹은 지혜로 이끌 수
있다는 것' 을 이미 잘 알고 있었다. 어떤 방식으로든 '네가 그것이다'
와 같은 천계서의 '위대한 말씀' 은 지망생을 최고의 진리로 완전히 일
깨워 주는 잠재적 힘을 가진 것으로 간주된다. 샹까라에 따르면 최고
의 진리는 천계 성구에 내재되어 있는 힘을 통해서만 발현될 수 있다.
이 점에서 볼 때 비록 샹까라는 베단따 철학을 개혁하고 또 혁신적인

---

9) BSBh. 1.1.2: kiṃ tu śrutyādayo 'nubhavādyaś ca yathā saṃbhavam. 번역은
   Thibaut 1890, p. 19.
10) 샹까라는 인식론적 문제들을 무시하는 경향이 있다. 나카무라 하지메는 지
   혜에 대한 샹까라의 이론을 불분명한 것으로 비판했다. Nakamura 1962, p.
   161.

요소도 도입했지만 여전히 베다 전통의 본질적인 요소를 고수했다는 것을 알 수 있다. 그렇기 때문에 비록 『브라흐마경 주해』 1.3.28에서 자신이 몰입하고 있는 주제가 '창조론이 아니라 참된 지혜를 일깨우는 것과 관련된 것'이긴 하지만, 그는 '신성한 언어로부터 세계가 생성되었다'는 개념도 기꺼이 수용했던 것으로 보인다.[11]

일단 이와 같이 베다의 말씀이 신성하다는 전통적인 그리고 정통적인 맥락을 확립한 후에 샹까라는, 참된 지혜를 획득하는데 논증yukti을 천계서의 말씀śabda과 동등한 협력자로 인정한다. 여기서 성전은 참된 지혜의 원천이고 또 최고의 지혜를 '들을 수 있는' 수단이고, 논증yukti은 바로 그 지혜를 숙고하는 것이다. 한편, 논증에는 또 하나의 역할이 있다. 그것은 논증이 '자아에 그릇되게 가탁假託, adhyāsa된 것'을 제거하는 수단이라는 것이다. 가탁된 요소를 제거하는 모든 중요한 과정은 '아빠와다apavāda, 가탁의 제거'로 알려져 있다 : "대상에 덧붙여진 이전의 관념이 잘못된 것으로 인식될 때, 새롭게 생겨난 참된 지혜에 의해서 이전에 잘못 인식했던 것은 사라진다."[12]

샹까라는, 논증yukti에 의거해서 가탁을 제거할 수 있는 몇 가지 방법

---

11) BSBh. 1.3.28 : ata eva hi vaidikāc chabdād devādikaṃ jagat prabhavati. ; 하지만 샹까라는 스포따Sphoṭa 이론을 부정한다. 그는 말語 속에 초감각적인 존재가 있다는 개념을 거부하는데 그 이유는 브라흐만과 다른 어떤 힘이 있다는 것을 암시하기 때문이다.
    * '언어로부터 세계의 생성'과 관련된 논의는 中村元, 『ことばの形而上學』, インド哲學思想 第四卷(東京 : 岩波書店, 1956), pp. 304~333을 참조.

12) BSBh. 3.3.9 : apavādo nāma yatra kasmiṃścid vastuni pūrvaniviṣṭāyāṃ mithyābuddhau niścitāyāṃ paścād upajāyamānā yathārthā buddhiḥ p ūrvaniviṣṭāyā mithyābuddher nivartakā bhavati. 번역은 Thibaut1896, p. 197을 참조;
    한편, 니킬란다wami Nikhilanda는 사다난다Sadānanda의 『베단따 정요Vedāntasāra』를 번역하면서 아빠바다apavāda를 'de-superimposition가탁의 제거'로 번역하고 있다. Nikhilanda 1974, p. 81을 참조.

을 제시하는데 그 중에서 가장 주목할 수 있는 것은 '수반과 배제' anvayavyatireka'이다. '수반과 배제'는 '단어'와 '그 단어가 지시하는 것' 의 관계를 확립하기 위해서 문법학자들이 일반적으로 사용했던 방법 론이다.[13] 하지만 샹까라는 이것을 조금 다른 목적으로 사용했는데, 그 것은 문장의 의미를 불이론적으로 분석하게 하는 것이다. '수반과 배 제'라는 방법은 상당히 중요한 역할을 하는 것으로 보이지만 샹까라는 『천 가지 가르침』 중 운문편 제18장에서만 이것에 대해 공들여 논의한 다.[14] 더욱이 그는 이것의 적용 범위를 "그대가 그것이다tat tvam asi"라는 선언 중 '그대tvam'의 의미를 결정하는 것에 한정하고 있다. 그것은 아 마도 논리적이고 또 문법적인 접근 방식의 가치가 과대 포장되는 것을 경계했기 때문인 것으로 보인다. 하지만 '수반과 배제anvayavyatireka'는 수레쉬와라Sureśvara에게 계승되었고 그 이후 불이론 전통에서 하나의 핵심적인 방법론으로 자리 잡게 되었다.[15]

---

13) 자세한 것은 카르도나의 논문Cardona, 1967~68, pp. 313~352를 참조.

14) 이 점에 대해서는 『천 가지 가르침』 운문편 18.90 이하를 참조. 물론 샹까 라는 '수반과 배제anvayavyatireka'라는 용어를 18장 외에 다른 곳에서도 사용 하였다.

BSBh. 2.1.5의 경우 비록 정교한 논의는 아니지만 말하고자 하는 요지는 『천 가지 가르침』 운문편 18과 동일하다. 한편, BSBh. 2.1.14에서 샹까라는 이 방법론을 논리가들이 이해했던 방식으로 사용하였다.

무엇보다도 중요한 것은 BSBh. 4.1.2인데, 여기서 샹까라는 '거의 동일한 방법이지만 수반과 배제anvayavyatireka라는 과정이 생략된 방법'을 설명하고 있다. 물론 샹까라가 이 방법을 '수반과 배제anvayavyatireka'라고 말했던 것 은 아니다.

15) 수레쉬와라의 『무위無爲의 완성Naiṣkarmyasiddhi』. 3.1~4, 3.73~80 그리고 비 드야란야Vidyāraṇya의 『빵짜다쉬Pañcadaśī』 7.69 이하를 참조; 또한 사다난다 Sadānanda의 『베단따 정요Vedāntasāra』 148 이하를 참조;

하지만 할파스Halbfass는 카르도나George Cardona의 말을 인용하면서 '수반과 배제anvayavyatireka'라는 개념이 불이론 전통에서 특별한 의미를 지니고 있는 지에 대해 의문을 표시했다. 이 점에 대해서는 Halbfass 1983, pp. 55~56을 참조.

샹까라는 '수반과 배제anvyavyatireka'에 대한 논의에 굉장한 관심을 기울이고 있지만 그 과정에 대해서는 자세하게 설명하지 않았다. 하지만 샹까라가 그것을 어떻게 활용하고자 했는지 그 의도를 파악하는 것은 어렵지 않다. 샹까라에 따르면, 사람은 '그대tvam'라는 단어가 무엇을 의미하고 또 '그것tat'의 의미가 무엇인지를 파악할 수도 있지만 그럼에도 불구하고 "그대가 그것이다tat tvam asi"라는 문장의 의미에 대해서는 이해하지 못할 수도 있다.[16] 그러므로 "그대가 그것이다"라는 문장의 의미를 이해하기 위해서는 각 단어의 정확한 의미를 기억해야 한다.[17] 우선 "그대가 그것이다"라는 문장은 동일성에 대한 진술이고 그것은 마치 "말이 검다"와 같은 진술로 비유될 수 있을 것이다.[18] 이 문장에서 '~이다asi'라는 동사는, 하나이고 또 동일한 구성 요소인 '그대'와 '그것' 모두를 지시하는 관계항이다. 이 문장에서 '그것'이라는 지시 대명사가 브라흐만을 의미한다는 것은 이미 천계서에서 널리 알려졌으므로 따라서 분석되어야 할 것은 '그대'라는 인칭 대명사이다.

만약 '그대tvam'의 의미를 '그것(tat, 브라흐만 : 역주)'이 아니라 '다른 어

---

16) USP. 18.193 : vākye tat tvam asīty asmiñ jñātārthaṃ tadasidvayam ǀ tvamarthasmṛtyasāhāyyād vākyam notpādayet pramām ǁ "'그대가 그것이다'라는 이 말씀에서 '그것tat'과 '이다asi'라는 두개의 의미는 이미 알려진 것이다. '그대'라는 [단어의] 의미를 떠올리게 하는 단서가 없기 때문에 [그대가 그것이다]는 말씀은 올바른 인식을 일으킬 수 없을 것이다."

17) USP. 18.176 : vākye hi śrūyamāṇānāṃ pādānāṃ arthasaṃsmṛtiḥ ǀ anvayavyatirekābhyāṃ tato vākyārthabodhanam ǁ "문장 속 단어의 의미는 그것을 듣고 있을 때 '수반과 배제'라는 두 가지로써 그 의미를 기억할 때 문장의 의미가 이해된다."

18) 마에다가 지적했듯이 이 비유는 엄밀히 말해 정확한 것은 아니다. 왜냐하면 주어와 술어가 필연적으로 관계되지 않기 때문이다. 이 이유에서 후대의 불이론 학자들은 "so 'yam devadattaḥ그가 바로 데와닷따이다"라는 표현으로 이 점을 예증한다. 이 예에서 두 단어는 하나의 그리고 동일한 것에 의거하고 있다. Mayeda 1979, pp. 55~56.

떤 것'을 언급하는 것으로 받아들인다면 이 문장의 의미는 이해될 수 없을 것이다. 바로 이 이유에서 '수반과 배제anvayavyatireka'라는 방법이 사용되었다. 이 방법을 적용하면서 먼저 해야 할 것은 '그대'의 의미가 '그것'과 일치하는지 혹은 다른지를 결정하는 것이다. 만약 아뜨만에 대한 정의가 다양하다고 판단되면 그는 먼저 아뜨만이라는 단어가 '행위자 혹은 고통을 받는 주체로서의 자아가 아니라kartā duḥkhī ca mā bhūvam' 내적 자아pratyagātman를 의미하고 또 바로 이 내적 자아가 '그것 tat'이라는 단어와 상응한다는 것을 알아차려야 한다. 그래서 전자가 지시하는 의미(행위 주체, 고통을 받는 주체)를 배제해야만 하고apohya 후자가 지시하는 의미(내적 자아)만을 유지해야 한다. 이와 같은 방식으로 두 단어(tat, tvam)는 그들 각각의 의미를 유지하면서 "내적 자아에 대한 자각에서 생겨난 특별한 의미를 전달한다."[19]

상까라는 하나의 문장이 어떻게 참된 지혜를 일으키는지에 대한 비유로 '10번째 사람'이라는 전통적인 이야기를 인용한다. 10명이 홍수로 불어난 강을 건너가기로 하고, 파도 속에서 고군분투하지만 격렬한 파도로 인해 모두 제각각으로 흩어지게 된다. 마침내 모두가 강의 반대편에 도착했을 때 그들 중의 한 명은 모두가 무사히 도착했는지를 확인하기 위해 사람의 숫자를 세기 시작한다. 하지만 그는 아홉 명뿐이라는 것을 알고 당황하게 된다. 하지만 누군가로부터 "그대가 열 번째이다"는 말을 듣고 비로소 자기를 세는 것을 잊었다는 지적을 받고 안도한다.[20]

---

19) USP. 18.171 : svārthasya hy aprahāṇena viśiṣṭāthasamarpakau ǀ pratyagātmāvagatyantau nānyo' rtho' rthād virodhy ataḥ ǁ Mayeda1979, p. 190. "['그대', '그것'이라는 말의] 각각의 의미를 상실함으로써가 아니라 [서로] 한정된 의미를 표시하는 것으로 내적 자아에 대한 앎에 이르게 한다. 이 의미와 다른 모순된 의미는 없다."

20) USP. 18.172 : navabuddhyaprahārād dhi svātmānaṃ daśapūraṇam ǀ

얼핏 보기에 '수반과 배제anvayavyatireka'라는 방법은 엄격한 분석적
작업으로 여겨질 수도 있지만 사실 이 방법론의 논리적 토대는 우빠니
샤드의 명상법이 근거하고 있는 '단어가 지닌 신비한 힘에 대한 확신'
과 똑같은 것이다. 샹까라는, 어떤 사람이 "그대가 그것이다"라는 문장
을 듣고 '그대'라는 단어가 무엇을 의미하는지를 파악할 때 참된 지혜
가 생겨난다고 말한다.[21] 수레쉬와라Sureśvara는 '위대한 말씀mahāvākya'
의 수수께끼를 다음과 같이 설명한다. "'그것tat'과 '그대tvam'라는 단
어에 의해 지시된 실체가 하나이고 또 동일하다는 것을 이해한다면 그
는 '그 문장이 의미하지 않는 것'에 대해서도 안다."[22]

진리를 자각할 때 모든 이원성은 사라진다. 이원성이 사라질 때는
더 이상 인식 활동이 생길 수 없고 심지어 성전의 말씀조차도 의미를
상실한다. 샹까라는, "그때는 베다도 베다가 아니다"라는 천계 성구를
적절히 인용하며 이러한 입장을 강화한다.[23]

샹까라는 상당히 의도적으로 '들음(聞, śravaṇa)'과 '숙고(思, manana)'의
과정이 유사하다는 도식을 제시하지만 '지속적인 명상nididhyāsana'에 대
해서는 상당히 주저한다. 그럼에도 불구하고 샹까라는 '듣는 것'과
'숙고하는 것' 이후에 해야 할 어떤 수련법이 있다는 것을 인정하는데
그 중에 하나가 '기억의 흐름smṛtisaṃtati'이고 다른 하나는 단순히 듣는
것과 숙고하는 것을 '반복하는 것āvṛtti'이다.

---

apaśyañ jñātum evacchet svam ātmānaṃ janas tathā ॥

* USP. 18.174: daśamas tvam asīty …… "'그대가 열 번째이다'라고……."

21) USP. 18.103 : aśanāyādinirmuktyai tatkālā jayate pramā | " ['그대가 순수
존재이다'는 말씀을] 들음과 동시에 올바른 지식이 생기고 배고픔 [등 윤회
적 생존]에서 벗어난다."

22) NS. 3.1 : yadaiva tadarthaṃ tvam arthe 'vaiti tadaivāvākyārthatām
pratipadyate …… Alston 1971, p. 143.

23) BSBh. 4.1.3 : atra …… vedā avedāḥ(BU. 4.3.22에서 인용됨.)

샹까라는, '문장을 한 번 듣는 것'만으로 반드시 직관적인 지혜가 발생하는 것이 아니라고 한다. 따라서 듣는 것과 숙고하는 것을 반복해야 한다. 하지만 듣고 숙고하는 것을 반복하는 것은 의무로서 명령된 것이 아니다. 명령이라는 것은 '이 지식은 나의 것이다', '이것은 내가 행한 것이다'와 같이 자아에 대한 잘못된 관념에서 생겨난 것으로, 오히려 이것은 가르침의 참된 의미를 놓치게 하는 원인이 된다.[24] 이것에 대한 예방책을 제시한 후 샹까라는 하나의 논리적 방법을 제시하는데 그것은 아마도 예비적인 '수반과 배제anvyavyatireka'의 방법론 혹은 대안이다.[25]

이 기법의 첫 단계는 절대자 브라흐만의 본성을 확립시키고 있는 다양한 천계 성구를 떠올리는 것에 열중하는 것이다. 샹까라는 이 방법만으로도 베단따 학도들이 '그것tat'의 의미를 충분히 알아차렸을 것으로 파악했다. 그래서 그는, 제자들이 '그대tvam'의 의미를 이해할 수 있게끔 제자들에게 『따이띠리야 우빠니샤드』 제3장에서 설명된 '자아를 이해해 가는 방법'을 기억할 것을 요청한다. 『따이띠리야 우빠니샤드』에 따르면 자아는 처음엔 육체적인 몸anna을 본질로 하는 것으로 알려졌지만 점차적으로 자아는 생기prāṇa, 마음manas, 지성vijñāna 그리고 마지막으로 환희ānanda로 이해되었고 여기서 '자아가 브라흐만과 다르지 않다는 것'이 자각되었다. 샹까라는 이 구도를 모델로 해서 제자들에게 '자아로 착각하게 만드는 다양한 요소(신체, 생기, 마음, 지성 : 역주)'를 점차적으로 하나씩 제거하는 것apoha에 집중할 것을 요구하였다. 다시 말하지만 이 방법의 목적은 단지 '그대'라는 단어의 참된 의미를 이해할 수 있도록 하는 것이다.

---

24) BSBh. 4.1.2 : niyuktasya cāsmin adhikṛto 'haṃ kartā mayedaṃ kartavyam ity avaśyaṃ brahmapratyayād viparītapratyaya utpadyate.
25) BSBh. 4.1.2.

샹까라가 '지속적인 명상nididhyāsana' 의 대안으로 언급했던 것 중에서 가장 가까운 것은 "자아에 대한 기억의 지속적인 흐름ātmajñānasmṛtisaṃtati"에 대한 그의 논의에서 발견된다.[26] 장황한 논의의 과정에서 샹까라는, 천계 성구를 듣고 난 후 자동적으로 자아에 대한 기억이 생성된다는 것을 예증하는데 노력한다. 기억은 이미 생겨나 존재하는 것이므로 명령되어야 할 어떤 것이 아니다. 하지만 샹까라는 시동업始動業, prārabdhakarma, 즉 '이제 과보를 맺기 시작하는 과거의 업' 이 '자아에 대한 앎을 지속하는데' 방해가 되고 따라서 자아에 대한 앎을 지속시키기 위해서는 '기억을 유지하는 것' 이 필요하다고 말한다.

> 현재의 몸을 형성하게 하는 과거 행위는 명확한 결과들을 생성하기 때문에 참된 앎samyagjñāna을 획득한 후에도 언어와 마음 그리고 현재의 육체는 [당분간] 존속한다. 왜냐하면 결과를 맺기 시작하는 업은 지혜보다 강하기 때문이다. 예를 들어 시위를 떠난 화살이 당분간 그 진로대로 계속 날아가는 것과 같다.[27]

업이 "지혜보다 강하다"라는 샹까라의 주장은 다소 놀라운 것이다. 샹까라가 '이미 작용하고 있는 업(시동업 : 역주)' 에 상당한 중요성을 부여했다는 사실은 아주 중요한데 그것은 단지 명상에 대한 그의 입장과 관련해서뿐만 아니라 포기tyāga에 대한 그의 확고한 입장 이면에 있는 동기를 보여주기 때문이다.[28] 샹까라에 따르면 모든 제식 행위를 포기

---

26) BUBh. 1.4.7. Mādhavānanda1975, p. 90 이하를 참조.

27) BUBh. 1.4.7 : yady apy evaṃ śarīrārambhakasya karmaṇo niyataphalatvāt samyagjñānaprāptāv apy avaśyam bhāvinī pravṛttir vāṇmanaḥ kāyānām | labdhavṛtteḥ karmaṇo balīyastvat | mukteṣvādi pravṛttivat.

28) 엘리엇 도이치Eliot Deutsch는 샹까라의 철학에서 업karma이 '편리한 가설' 로서의 역할을 지닌다는 것에 주목하고 있다. 이 점에 대해서는 Deutsch 1964, pp. 3~12;

한다는 것은 최소한 "날아가야 할 화살이 더 이상 없다"는 것을 보증해주는 것이다.

　해탈을 열망하는 입문자는 과거의 업력이 생성하는 혼란스런 영향력으로 인해 고통받기 때문에 샹까라는 포기tyāga와 이욕vairāgya과 같은 수단을 통해 기억의 흐름을 통제해야만 한다niyantavya고 말한다. 바로 이 통제의 과정 속에서 명상은 비로소 합당한 위치를 회복한다. 하지만 지혜를 얻는 순간 곧바로 생각의 흐름은 확립되기 때문에 명상은, 생각의 흐름을 확립하기 위해서 필요한 것이 아니다. 오히려 명상의 목표는 생각의 흐름을 확립하는 것이 아니라 개인의 욕망kāma이 야기하는 '흐름의 끊김'을 막는데 있다. 샹까라는 『천 가지 가르침』 산문편 제3장 전체에서 "해탈을 추구하는 자 그리고 이미 얻은 선악의 업을 없애는데 몰두하고 또 더 이상 업을 쌓지 않기를 원하는 자를 위해"[29] 빠리상캬나parisaṃkhyāna* 명상을 설명하는데 많은 공을 들인다.

　샹까라는 아주 분명하게 그리고 전문적인 용어를 통해 빠리상캬나

　하지만 샹까라의 사상에서 업은 어떤 어려운 문제를 설명하기 위해 고안된 유용한 도구 이상의 것이다. 참된 지혜의 발현이 시동업(prārabdhakarma, 이미 활동하기 시작한 업 : 역주)의 작용에 종속될 수 있다는 사실은 '샹까라가 업을 청산되어야 할 것으로 보았다'는 것을 예증한다;

　할파스는 샹까라가 업을 무명avidyā과 동일시함으로써 '일반화한' 방법 그리고 동시에 이것을 세속제의 영역으로 좌천시킴으로써 '근본적으로 평가절하'한 방법을 지적한다. 이 점에 대해서는 Halbfass 1980, p. 32를 참조.

　하지만 샹까라는 업을 낮은 차원의 지식으로 간주했기 때문에 반드시 업의 힘을 평가 절하할 필요는 없었다. 샹까라는, 심지어 해탈된 후에도 '시동업이 완전히 소진되기 전까지는' 업의 결과가 존속한다고 주장한다. 이것은 추후에 다루어져야 할 문제이다.

29) USG. 3.112 : mumukṣūṇāṃ upāttapuṇyāpuṇyakṣapaṇaparāṇāṃ apūrvānupacayārthināṃ parisaṃkhyānam idam ucyate. 번역은 Mayeda 1979, p. 251을 참조.

* 　마에다1979, p. 96, n.1에 따르면 빠리상캬나는 『께나 우빠니샤드Kenopaniṣad』에 대한 샹까라의 주석Padabhāṣya 1.5, 29에서도 언급되고 있다.

parisaṃkhyāna의 본질과 기능에 대해 설명한다. 여기서 한 가지 당혹스러운 요소는, 샹까라가 『천 가지 가르침』 운문편 18장에서 철저히 거부했던 쁘라상캬나prasaṃkhyāna와 여기서 다루는 빠리상캬나parisaṃkhyāna의 차이점이 무엇인지에 대한 것이다.[30]

　『천 가지 가르침』 운문편 18장에서 샹까라는 쁘라상캬나prasaṃkhyāna의 필요성을 주장하는 반론자의 주장을 먼저 제시한다.[31] 반론자는 단순히 '위대한 말씀mahāvākya'을 듣는 것만으로는 해탈이 성취되지 않으므로 이성적 논증yukti과 더불어 쁘라상캬나prasaṃkhyāna도 실천해야 한다고 주장한다. 반론자는 쁘라상캬나를 더 한층 강조해서 "따라서 아뜨만을 파악할 때까지 명상을 해야만 한다"고 주장한다.[32] 반론자의 기본적인 입장은 "그대가 그것이다"라는 말씀이 해탈을 실현할 수 있는 방법을 제시하지 못하므로 따라서 명령이 필요하다는 것이다. 이와 유사한 맥락에서 수레쉬와라도 "쁘라상캬나 명상을 논리적 추론으로 생겨난 개념에 대해서 마음을 계속 집중하는 것"으로 정의하는 반론자의 견해를 소개하고 있다.[33] 틀림없이 몇몇 베단따 학자들은 쁘라상캬나와 지속적인 명상nididhyāsana을 동일한 것으로 이해했을 것이고 또 덧붙이자면 그들은 명상을 명령되어야 하는 어떤 것으로 생각했을 것이다. 또한 쁘라상캬나는 넓은 의미에서의 '명상'을 지시하는 것으로 사용되었던 것으로도 보이는데, 예를 들어 깔리다사Kālidāsa도 '명상 속에서의 몰입'에 대해 말할 때 이 단어를 사용하고 있다.[34]

---

30) 마에다Mayeda, 1979도 p. 254의 각주에서 의문을 제기하지만 두 용어 사이의 관련성에 대해서는 언급하지 않는다.

31) USP. 18.9 이하를 참조.

32) USP. 18.12 : prasaṃkhyānam ataḥ kāryaṃ yāvad ātmānubhīyate ǀ Mayeda 1979, p. 173.

33) NS. 3.89 : nanu prasaṃkhyānaṃ nāma …… yuktiviṣayabuddhyāmreḍanam abhidīyate. Alston 1971, p. 211.

쁘라상캬나에 대한 보다 정확한 정의는 빠딴잘리의 『요가경』에서 제시되는데, 쁘라상캬나의 의미는 "본성상 확립되고 또 순질sattva과 뿌루샤purusa의 차이를 식별하는 것일 뿐인 …… 최고의 쁘라상캬냐"[35] 로 풀이했던 뷔야사에 의해서 체계화되었다.* 이 명상의 목적은 번뇌 혹은 해탈의 장애를 제거하는 것이다. 번뇌kleśa는 무명avidyā, 자아의식asmitā, 탐욕rāga, 혐오dvesa 그리고 생명욕abhiniveśa을 포함한다.[36] 이 번뇌 중에서 가장 위험한 것은 무명인데, 무명은 사람으로 하여금 '무상한

---

34) 『꾸마라상브하와Kunārasambhava』 3.40에서 깔리다사Kālidāsa는 '명상에 든 쉬바Śiva' 를 묘사한다. "ksene 'smin harah prasamkhyānaparo babhūva." 말리나타Mallinātha는 여기서의 쁘라상캬나prasamkhyāna라는 단어를 '아뜨만에 대한 연구ātmānusamdhāna' 라는 의미로 풀이한다.

35) YSBh. 1.2 : svarūpapratistham sattvapurusānyatākhyātimātram …… tat param prasamkhyānam. Woods 1977, p. 8.

* 쁘라상캬나에 대해서 보다 자세한 것은 본서 제II장 각주 53의 *(보충)을 참조.

36) YS. 2.3 : avidyāsmitārāgadvesābhiniveśāh kleśāh. "번뇌들이란 무명, 자아의식, 탐욕, 혐오, 생명에 대한 애착이다."

YS. 2.4 : avidyā ksetram uttaresām prasuptatanuvicchinnodārānam. "무명은 [그것에] 뒤따라 일어나는 것(다른 번뇌), 즉 잠자고 있거나 [수행을 통해] 미약해지거나 또는 끊어지거나 혹은 활동하는 [번뇌들의] 터전ksetram이다."

YS. 2.5 : anityāśuciduhkhānātmasu nityaśucisukhātmakhyātir avidyā. "무명은 무상한 것, 불결한 것, 고통, 자아가 아닌 것에서 [각각] 영원, 청정, 즐거움, 참 자아를 인식하는 것이다."

YS. 2.6 : drgdarśanaśaktyor ekātmatevāsmitā. "자아의식은 '보는 자(drg = 뿌루샤)' 의 능력과 '보는 능력(darśana śakti, 인식 기관)' 을 마치iva 동일한 것ekātma으로 생각하는 것이다."

YS. 2.7 : sukhānuśayī rāgah. "탐욕은 이전에 경험했던 즐거움에 뒤따라 일어나는 것이다."

YS. 2.8 : duhkhānuśay dvesah. "증오dvesa는 이전에 경험했던 고통의 결과로 일어나는 것이다."

YS. 2.9 : svarasavāhī viduso 'pi tathārūdho' bhiniveśah. "생명 애착abhiniveśa은 자신을 유지하려는 것으로 현명한 자에게도 일어난다."

것'을 영원한 것으로 그리고 '자아가 아닌 것'을 자아로 오인케 하는 원인이다. 또한 무명은 다른 장애들을 일으키는 근거prasavabhūmi이기도 하다. 번뇌들은 업業을 쌓게 하는 토대이다. 축적된 업의 결과들은 현재와 미래 생에서 경험될 것이다. 비록 번뇌들은 끄리야 요가kriyāyoga[37]에 의해 소멸될 수 있지만 번뇌의 미세한 씨앗은 여전히 남아 있다. 요가학파에 따르면 쁘라상캬나는 번뇌의 씨앗을 태워서 더 이상 업이 축적되지 않게 하는 것이다.* 요가에서 쁘라상캬나는 하나의 분수령인데, 쁘라상캬나는 마음이 대상으로 흐르지 않게 된 후 '마음sattva의 작용이나 특질'이 '자아'와 다르다는 것을 단순히 식별하는 것이다. 비록 이 것은 높은 경지이고 또 대단히 고귀한 경지이지만 수행자는 그것에 무

---

37) 끄리야 요가는 고행, 학습, 신에게 헌신하는 것으로 구성되어 있다tapas svādhyāyeśvarapraṇidhānāni. YS. 2.1.

* YSbh. 2.2 : "약화된 번뇌들은 쁘라상캬나라는 불에 의해 타버린 씨앗처럼 생산적 활동을 하지 않는다. 그것(번뇌)들이 희미해지기 때문에 다시는 번뇌와 접촉하지 않고 오직 '순질sattva과 뿌루샤puruṣa가 다르다는 것을 인식할 뿐'인 미세한 예지는, 임무를 완수하고 귀멸하게 할 것이다."

YSBh. 2.4 : "번뇌의 종자를 태운 쁘라상캬나─명상가는, 대상과 마주칠지라도 다시금 번뇌가 일어나지 않는다. [번뇌의] 종자가 태워졌기 때문에 어떻게 발아할 수 있겠는가?"

YSBh. 2.11 : "번뇌들의 작용 중 거친 것은 끄리야 요가에 의해서 약화되고 미세한 [번뇌]는 쁘라상캬나 선정에 의해서 [번뇌의] 종자들이 태워질 때까지 제거되어야만 한다."

YSBh. 2.13 : "그와 같이 번뇌에 속박된 잠재업은 과보를 생산하지만 번뇌가 제거되거나 혹은 쁘라상캬나에 의해 번뇌의 종자가 태워질 때는 [활동할 수] 없다."

YSBh. 4.29 : "바라문이 쁘라상캬나에 대해서 더 이상의 것을 원하지 않는다면, 즉 어떤 다른 이익을 원치 않을 때 그것으로 인해 모든 것에 초탈하게 되고 오직 식별지만 있게 되고 잠세력의 종자가 소멸하므로 그에게는 다른 어떤 관념들이 일어나지 않게 된다. 그때 그에게는 법운이라는 삼매가 일어난다."

원문은 제Ⅱ장 각주 53의 *(보충)을 참조.

관심해야 하고 심지어 쁘라상캬나에 대해서조차 초연해야 한다. 쁘라
상캬나에 대해서조차 초연해질 때 식별지가 지속될 수 있고 또 그 결
과로 모든 업을 소멸시키고 절대적 자유(독존, kaivalya)를 성취할 수 있
다.[38]

하지만 샹까라는 쁘라상캬나를 옹호하는 반론자의 주장을 거부한
다. 샹까라가 쁘라상캬나를 거부했던 주된 이유는 지혜를 발현하는데
있어 '행위에 대한 명령'이 필요하지 않다고 보았기 때문이다. 샹까라
에 따르면 명령은 지혜의 길에서 예비적인 수행일 뿐이다. 그 이유는
'아니다, 아니다neti neti'와 같은 최고의 가르침은 행위 주체와 관련된
모든 개념을 부정하기 때문이다.[39] 샹까라가 쁘라상캬나를 비판했던 것
은 일차적으로 쁘라상캬나가 명령을 수반하거나 혹은 행위자라는 개
념을 전제로 하기 때문이라는 것을 알 수 있다. 샹까라의 직제자인 수

---

38) YS. 4.29 : prasaṃkhyāne 'py akusīdasya sarvathā vivekakhyāter
dharmameghaḥ samādhiḥ. "쁘라상캬나prasaṃkhyāna에 대해서조차 언제나 무
관심한 자에게는 식별지로 인해 법운삼매(法雲三昧, dharmameghasamādhi)가 나타
난다."
YS. 4.30 : tataḥ kleśakarmanirvṛttiḥ. "그 결과 번뇌와 업은 소멸한다."
YS. 4.31 : tadāsarvāvaraṇamalāpetasya jñānasyānantyāj jñeyam alpam. "그
때, 오염된 장애를 모두 제거한 지혜는 무한한 것이므로 더 이상 알아야
할 것은 거의 없다."
YS. 4.32 : tataḥ kṛtārthānām pariṇāmakramasamāptir guṇānām. "그 결과
(뿌루샤의 경험과 해탈이라는) 구나들의 목적은 달성되었고 전변의 순차적
연속은 끝난다."
YS. 4.33 : kṣaṇapratiyogī pariṇāmāparāntanirgrāhyaḥ kramaḥ. "순차적 연
속krama은 찰나를 결합시키는 것인데 전변의 최종점에서 끝난다."
YS. 4.34 : puruṣārthaśūnyānām guṇānām pratiprasavaḥ kaivalyaṃ svar
ūpapratiṣṭhā vā citiśaktir iti. "독존kaivalya은 뿌루샤를 위한 목적이 없어진
구나들이 [근본으로] 되돌아가는 것pratiprasavaḥ 혹은 순수 정신력(citiśaktir, 뿌루
샤)이 자신의 본성에 안주하는 것이다."
39) USP. 18.25 : ahaṃkartṛtmani nyastaṃ caitanye kartṛdādi yat |
neti netīti tat sarvaṃ sāhaṃkartrā niṣidhyate ‖

레쉬와라도 '쁘라상캬나에 의해서는 진리에 대한 통찰이 생길 수 없
다' 는 반박을 추가로 제시했듯이[40] 샹까라의 동시대인 중 이 명상을 옹
호했던 사람들은 대부분 '해탈을 성취하는데 제식 행위가 필수적이다'
는 견해를 취했던 것으로 보이고[41] 따라서 이 이유에서 샹까라가 쁘라

---

40) NS. 3.123 : atha manyse |
    jānīyāc cet prasaṅkhyānāt śabdas satyavacāḥ katham |
    pārokṣyaṃ śabdo naḥ prāha prasaṅkhyānāt tvaṃśayam ||
  NS. 3.124 : na ca yuktiśabdavṛttilakṣaṇāt prasaṅkhyānāt yathāvat
    pratipattir bhbhaviṣyatīti sambhāvayāmaḥ | yasmāt |
    yukśabdau purāpyasya na ced kurutāṃ pramām |
    sākṣādāvartanāt tābhyāṃ kim apūrvam phaliṣyati ||
  NS. 3.125 : athaivam api prasaṅkhyānam antareṇa prāṇan
    dhārayutuṃ na śaknoṣīti cet,
    śravaṇādāv eva sampādayiṣyāmaḥ | katham |
    prasaṅkhyāne śrutāvasya nyāyo 'stv āmreḍanātmakaḥ |
    īṣacchrutaṃ sāmiśrutaṃ samyak śrutvāvagacchati ||
  NS. 3.126. nanu prasaṅkhyānabidhim anabhyupagacchataḥ
    pāramahaṃsī caryā bauddhādicaryāvat aśāstrapūrvikā prāpnoti,
    tataś cāruḍhapatitatvaṃ syāt, aśeṣakarmaṇāṃ ca nivṛttiḥ
    na prāpnotīti| ucyate |
    tvam arthasyāvabodhāya vidhir apy āśrito yataḥ |
    tam antareṇa ye doṣāḥ te' pi nāyāntya hetavaḥ ||
  ; 또한 이 점에 대해선 Comans 1988, pp. 77~83을 참조.
41) 만다나 미쉬라Maṇḍanamiśra는 명상이 해탈을 획득하는데 필수적이라는 견해
  를 지지하는 가장 주목할 만한 옹호자 중 한 명이다. 그는 명상이 제식 행
  위들과 함께 반복적으로 실행되어야 한다고 주장한다: "tasmāj jāte' pi
  pramaṇāt tattvadarśane anādimithyādarśanābhyāsapariniṣpannasya
  dradhīyasaḥ saṃskārasyābhibhavāyocchedāya vā tatvadarśanābhyāsaṃ
  manyate | tathā ca "mantavyo nididhyāsitavyaḥ" iti ucyate;
  śamadamabrahmacaryayajñādisādhanavidhānaṃ ca; anyathā kas tad
  upadeśārthaḥ?" *Brahmasiddhi*, Sastri 1984, p. 35.
  샹까라는 만다나 미쉬라를 알지 못했던 것으로 보이지만 샹까라가 비판한
  관점은 '만다나 미쉬라의 입장에 대한 비판처럼' 보인다. 한편, 샹까라의
  직제자인 수레쉬와라는 만다나 미쉬라를 직접적으로 공격한다. 이 점에 대
  해서는 Thrasher 1979, pp. 117~139를 참조.

상캬나prasaṃkhyāna를 더 철저히 거부했던 것으로 보인다. 그 대신 상까라는 쁘라상캬나와 거의 유사한 단어인 빠리상캬나parisaṃkhyāna를 제시하는데 이것에 대한 그의 설명은 『요가경』과 뷔아사의 『요가경 주해』에서 묘사된 쁘라상캬나 개념과 대단히 유사하다.

상까라에 따르면 빠리상캬나의 목적은 업의 결과에서 자유로워지는 데 있다. 『요가경』과 마찬가지로 상까라도 업의 근원을 무명으로 소급한다. 비록 상까라는 『요가경』에서 언급된 다섯 가지 번뇌 가운데 두 개, 즉 탐욕과 분노만을 언급했을 뿐이지만 무명을 다섯 가지 번뇌의 원인으로 간주하는 『요가경』과 마찬가지로 무명을 과실過失, doṣa의 원인으로 간주한다.[42] 이들 과실doṣa들에서 신체身, 마음意, 말口의 활동이 일어나고 이것이 업을 쌓고 그 결과 기쁨과 괴로움 등이 개인에게 달라붙는다.

상까라는, 뷔아사의 『요가경 주해』에서 언급된 쁘라상캬나를 알고 있었던 것으로 보인다. 그럼에도 불구하고 그가 쁘라상캬나라는 단어를 사용하지 않고 회피했던 데는 몇 가지 이유가 있는 것으로 보인다. 무엇보다 가장 큰 이유는 '제식 행위와 지혜가 양립한다' 고 주장하는 당시 베단따 학자들이 명령한 실천법으로서의 명상을 상까라가 받아들일 수 없었기 때문일 것이다. 두 번째는 우빠니샤드의 가르침이 아

---

42) 『천 가지 가르침』 산문편 3.112는 "무명을 원인으로 해서 생겨난 과실들doṣās이 언어와 말 그리고 신체의 활동의 원인이 된다avidyāhetavo doṣā vāṅmanaḥkāyapravṛttihetavaḥ"라고만 언급하고 과실doṣa들이 무엇인지를 설명하지 않는다. 하지만 그는 『천 가지 가르침』 운문편 1.7송에서 과실을 '탐욕rāga과 혐오dveṣa' 라고 언급한다. "탐욕과 증오가 사라지지 않는다면 틀림없이 바로 이 두 가지 과실에서 행위가 생겨난다rāgadvaṣakṣayābhāve karma doṣodbhavaṃ dhruvam……";
상까라는 『아드흐야아뜨마빠딸라 비와라나Adhyātmapaṭalavivaraṇa』 11에서 과실doṣa이라는 개념에 대해 자세히 논의한다.
＊ 마에다는 『아드흐야아뜨마빠딸라』에 대한 주해를 상까라의 진작으로 간주한다. 이 점에 대해서는 Mayeda 1979, p. 97의 각주 19를 참조.

닌『요가경』의 가르침을 수용하는데 조심스러울 수밖에 없었기 때문일 것이다. 하지만 샹까라는『요가경』에서 언급된 쁘라상캬나의 기법을 약간 변형시켜 활용했다.

빠리상캬나parisaṃkhyāna라는 명칭에 대해서 말하자면, 샹까라는 베다 해석학에서 일반적으로 사용되는 용어를 선택한 것으로 보인다. 미망사Mīmāṃsā 학파의 논사들은 '빠리상캬 비드히parisaṃkhyāvidhi'를 언급하는데 '빠리상캬 비드히parisaṃkhyāvidhi'라는 명령은 '여러 가지 대안적인 행위 중에서' 하나를 선택하거나 또는 다른 것을 배제하는 것과 관련된 명령이다.[43] 분명히 '빠리상캬 비드히parisaṃkhyāvidhi'는 일종의 명령이지만 행위를 일으키기 보다는 오히려 행위를 배제하는 것과 더 관련된다. 행위를 배제한다는 바로 이 점이 빠리상캬나parisaṃkhyāna라는 단어를 선택하고자 했던 샹까라의 의중과 맞아 떨어졌을 것이다. 샹까라가 제시한 빠리상캬나는 '한 지점에 대한 집중'을 요구하고 또 '감각 대상으로부터 철수'를 그리고 '자아에 기억을 고정한 상태'라는 점에서 분명히 명상의 일종이다. 하지만 대상에 집중된 명상과 달리 여기서 강조되는 것은 동일성을 확립하는 것이 아니라 잘못된 동일화를 제거하는 것이다. 이것은 분명히 지혜를 획득케 하는 과정이지 (제식) 행위를 야기하는 것이 아니다.

빠리상캬나와 '수반과 배제anvayavyatireka'의 방법론 사이엔 간과할 수 없는 유사성이 발견된다.[44] '수반과 배제'와 마찬가지로 빠리상캬나

---

43) 『미망사경Mīmāṃsāsūtra』 1.2.42 경문은 단지 빠리상캬parisaṃkhyā라는 단어를 언급만 할 뿐이다. 주석가는 이 경문의 의미를 "오직 다섯 발톱을 가진 다섯 동물이 먹혀야 한다pañcapañcanakhā bhakṣyāḥ."로 해설한다. 이것이 암시하는 것은 일종의 배제排除이다. 여기서 비드히(vidhi, 명령)는 '해서는 안 된다는 것'을 강조하는 것으로 파악된다.

44) 마에다Mayeda, 1979는 p. 52, 56에서 '빠리상캬나'와 '수반과 배제의 방법론'이 유사하다고 말한다.

역시 '언제나 존재하고 본질적으로 브라흐만과 아뜨만이 동일하다' 는
개념에 일치하지 않는 관념들을 제거하는 것이다. 이 경우, 기본적인
과정은 '감각 기관의 활동으로 인해 영향을 받을 수 있는 개념' 을 제
거하는 데 있다. 바꾸어 말하면 빠리상캬나의 목표는 육체를 참 자아
로 간주하는 그릇된 생각들을 제거하는 데 있다고 할 수 있다. 샹까라
는 '보는 자와 보이는 것의 구별dṛgdṛśyaviveka' 이라는 노선에 의거해서
빠리상캬나의 방법을 설명한다. 여기서 '보이는 것dṛśya, 즉 대상' 은 스스
로에 대한 앎을 지닐 수 없는 것이다. 그 이유는 '보이는 것대상 : 역주'
은 마치 진흙처럼 전개된 사물일 뿐이기 때문이다. 빠리상캬나의 방법
은 "보는 것이 바로 나의 본성이고, 나는 속박되지 않으며, 불변이고,
움직이지 않고 끝이 없다"[45] 와 같은 방식으로 자기 자신을 절대적인
의미에서의 '보는 자' 로 자각하는 것에서부터 시작한다. 이 점에서 볼
때, '그러므로 즐거움이나 불쾌함을 주는 어떠한 칭찬이나 비난이 어
찌 나에게 있을 수 있겠는가'[46]와 같은 방식으로 사람들은 감관에 영향
받지 않으면서도 모든 것의 중인인 참 자아와 지각 대상을 구별하게
된다. 따라서 빠리상캬나는 지망생이 '자아에 대한 참된 인식' 을 유지
하끔 해주는 방법이라 할 수 있다.

   샹까라가 제시한 자아실현의 방법은 천계서와 추론(즉, 이성과 계시)을

"좀더 자세히 살펴보면 '수반과 배제의 방법' 은 '자아가 아닌 것을 배제함
으로써' 참된 자아를 자각하게 해주는 수단이고 본질적으로 명상의 일종(a
kind of meditation)이고 빠리상캬나parisaṃkhyāna 명상(Upad. II.3)과 동일한 노선에
있다." Mayeda 1979, p. 52, 56;
하지만 카르도나George Cardona는 '수반과 배제anvayavyatireka' 가 명상의 일종
이 아니라고 주장하며 마에다의 주장에 이의를 제기한다. 이 점에 대해서
는 Halbfass 1983, pp. 55~56에 인용된 카르도나의 주장을 참조.
45) USG. 3.115 : dṛksvabhāvam asaṃsargiṇam avikriyam acalam anidhanam.
46) USG. 3.115 : ato māṃ kiṃ kariṣyati stutinindādipriyāpriyatvādilakṣaṇaḥ
   śabdaḥ.

효과적으로 결합시킨 것이라 할 수 있다. 스승은 언어를 매개로 해서 힘을 전달함으로써 제자를 각성시킨다. 그 반대로 학생은 신성한 말을 '들을 수 있게끔' 스스로 준비해야 한다. 이것을 위해서 제자는 위대한 말씀인 "네가 그것이다"를 반복해서 듣고 그리고 숙고하는 과정으로 안내되어야 한다. 숙고는 처음엔 분석적이지만 점차적으로 오직 식별적인 통찰로 이루어진 명상으로 발전한다. 이렇게 해서 샹까라의 베단따에서 명상은 '행위의 길'에서 '지혜의 길'로 전환된다.

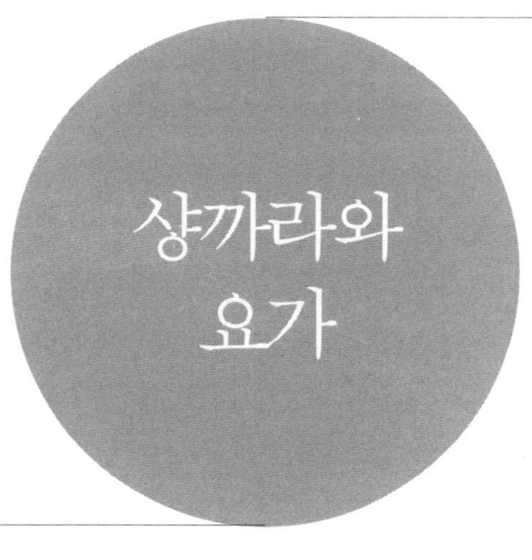

샹까라와
요가

V. 샹까라와 요가

불이론 베단따 철학과 요가 철학이 유사하다는 것을 지적했던 학자들도 있지만[1] 일반적으로 샹까라의 베단따와 요가는 정반대로 대립하는 것으로 알려져 있다.[2] 샹까라가 요가를 적대시한다는 가정은 주로 『브라흐마경』 2.1.3에 대한 주석에서 샹까라가 요가를 비판했다는 것에서 유래한다. 하지만 이 경문에 대한 샹까라의 해석을 주의 깊게 살펴

1) 예를 들면 Hiriyanna1968, p. 341 이하 그리고 Mahadevan 1976, p. 262 이하를 참조.
2) 여기에는 두 가지 입장이 있다. 어떤 학자들은 빠딴잘라 요가Pātañjalayoga가 필연적으로 불이론 베단따와 대립되는 철학파라고 주장한다. 아마도 하커 Paul Hacker가 이러한 생각을 가장 잘 대표하는 학자일 것이다. 하커는 자신의 논문Hacker, 1968~69「요가수행자로서의 샹까라 그리고 불이론자로서의 샹까라: 몇 가지 고찰Śaṅkara der Yogin und Śaṅkara der Advaitin」에서 빠딴잘라 요가를 줄곧 '요가학파'로 언급한다. 그리고 그는 샹까라가 처음에는 요가 수행자 즉, 요가학파의 추종자였고 나중에 불이론자가 되었다고 주장한다.
한편, 다른 몇몇 학자들은 요가를 학파로 간주하지 않았고 심지어 '빠딴잘리에 의해서 정의된 요가' 조차 철학파로 간주하지 않았다. 프라우발너Erich Frauwallner는 그의 『인도철학사History of Indian Philosophy』 1973, p. 321 이하에서 이러한 입장을 옹호하는 좋은 사례를 들고 있다. 엘리아데Mircea Eliade는 프라우발너에 전적으로 동의한다. 하지만 엘리아데는 샹까라가 요가에 적대적이었다고 간주한다. 이 점에 대해서는 Eliade 1973, p. 144를 참조.

본다면 샹까라가 '요가의 합당한 가르침' 까지는 부정하지 않았다는 것을 알 수 있다. 샹까라도 자신이 요가의 특정 개념을 활용하고 있다는 것을 스스로 인정하고 있다. 예를 들어 그는 『브라흐마경 주해』 2.4.12에서 자신의 반론자들이 신봉하는 가르침조차 자신의 사상과 모순되지 않는 한, 선택적으로 수용할 수 있다는 원칙paramatam apratisiddham anumatam bhavati을 확립하고, 다섯 가지 심리 상태에 대한 『요가경』 개념[3]에 동의하는 차원에서 그 게송을 인용하기도 했다.*

앞 장에서 다루었던 실천법, 즉 샹까라가 빠리상캬나parisaṃkhyāna라고 부르는 수행법은 『요가경』에서 쁘라상캬나prasaṃkhyāna라는 단어로 표현된 명상과 대단히 유사하다. 하지만 이것은 샹까라의 명상 개념이 『요가경』에 상당히 의존하고 있다는 것을 보여주는 또 하나의 사례에 불과하다. 명상에 대한 샹까라의 설명은 대부분 『요가경』에 대한 가장 초기 주석가인 뷔야사Vyāsa[4]의 설명을 반복한 것이다. 예를 들어 『브라흐마경 주해』 4.1.7.에서 샹까라는 명상을 "동일한 관념이 흐르게 하는 것samānapratyayapravāhakaraṇam"으로 규정하는데, 이것은 『요가경』 3.2.에 대한 뷔야사의 해설, 즉 "[선정은] 한 대상에 집중된 관념이 유사한 형태로 흐르는 것이다pratyayasya ekātanatā sadṛśaḥ pravāhāḥ"를 사실상 그대로 모방한 것이다. 또한 『찬도갸 우빠니샤드 주해』 7.6.1에서 샹까라는 선

---

3) YS. 1.6 : pramāṇaviparyayavikalpanidrāsmṛtayaḥ. "[마음 작용이란] 바른 인식, 착각, 분별, 수면, 기억이다."

* BSBh. 2.4.14 : evaṃ tarhi paramatam apratisiddham anumataṃ bhavati iti nyāyād ihāpi yogaśāstraprasiddhā manasaḥ pañcavṛttayaḥ parigṛhyante 'pramāṇaviparyayavikalpanidrāsmṛtayaḥ'(YS.3.2) nāma. "이 경우 '타 학파의 사상이 [자신의 사상과] 모순되지 않는다면 수용할 있다' 라는 논리에 의거해서 여기서도 요가 문헌에서 확립된 '바른 인식, 착각, 분별, 수면, 기억' 과 같은 마음의 다섯 가지 작용을 받아들일 수 있다."

4) 『요가경』과 『요가경 주해』의 저자가 누구인가에 대한 도발적인 논의에 대해서는 브롱코스트Johannes Bronkhorst의 1985년 논문 「Patañjlai and the Yoga sūtras」, pp. 191~212를 참조.

정禪定, dhyāna을 "하나의 관념이, 다양한 [개념들]에 방해받지 않고 지속적으로 흐르는 것bhinnajātīyair anantaritaḥ pratyayasantānaḥ"으로 설명하는데, 이것 역시 뷔야사의 『요가경 주해』 3.2에 대한 주석인 『요가경 주해 비와라나Yogasūtrabhāṣyavivaraṇa』에서 발견되는 내용, 즉 "다양한 형태의 다른 관념에 의해 더럽혀지지 않는 하나의 관념이 지속적으로 흐르는 것bhinnajātīya pratyayāntarāparāmṛṣṭaikapratyayapravāha"과 거의 일치한다. 물론 『요가경 주해 비와라나Yogasūtrabhāṣyavivaraṇa』가 실제로 샹까라에 의해 작성된 것인지 여부는 아직 분명치 않다.[5] 그럼에도 불구하고 뷔야사의 『요가경 주해』가 샹까라에게 상당한 영향을 주었다는 것은 분명하다.

해탈에 대한 샹까라의 가르침에서 명상은 필수적인 요소이므로 그의 작품에서 요가의 영향력은 더 한층 의미심장해진다. 그렇다면 샹까라의 베단따와 요가는 정확히 어느 정도까지 관련을 맺고 있는 것일까?

이 질문을 최초로 제기했던 학자는 하커Paul Hacker이다. 하커의 1950년 논문 「샹까라의 가르침과 전문 용어가 지닌 고유한 특징: 무명, 명색, 마야, 이슈와라」는 샹까라의 작품에서 요가 개념이 발견된다는 것에 관심을 기울인 최초의 논문이다.[6] 1952년, 샹까라 바가와드

---

5) 아직까지 미결 과제인 『요가경 주해 비와라나』의 저작 문제를 심도 있게 다루는 탁월한 논문이 두 편이 있는데, 하나는 할파스Halbfass 1983, pp. 103~131의 것이고 다른 하나는 베츨러Wezler 1983, pp. 17~40의 논문이다. 그 외 학자들의 견해에 대해서는 본서 서론의 각주 2번을 참조.

6) Hacker 1950, p. 248 이하를 참조.
 * 하커의 논문, 「Eigentülichkeiten der Lehre und Terminologie Śaṅkaras : Avidyā, Nāmarūpa, Māyā, Īśvara」는 1950년 *Zeitschrift der Deutschen Morgenlädischen Gesellschaft,* vol. 100 (1950), pp. 246~286에 처음 수록되었고, 1978년 슈미트하우젠Lambert Schmithausen이 편집한 Kleine Schrifte. Band 15, pp. 69~109에도 수록되어 있다.

Śaṅkarabhagavad의 것으로 알려진 『요가경 주해 비와라나*Yogasūtrabhāṣyaviv-arana*』가 출판됨으로써 샹까라와 요가의 관계는 더 한층 중요시되었다. 1968~1969년에 발표된 하커의 중요한 논문, 「요가 수행자로서의 샹까라 그리고 불이론자로서의 샹까라: 몇 가지 고찰」[7]도 바로 위 출판본에 의거하고 있다. 샹까라의 사상이 빠딴잘라 요가*Pātañjalayoga*와 어떻게 상응하는지에 대한 하커의 독창적인 논의는 '요가의 영향' 이라는 관점에서 샹까라의 작품을 새롭게 평가하는 작업을 촉진시켰다.

하커는 『요가경 주해 비와라나』를 샹까라의 작품으로 인정한다. 그가 제시하는 증거는, 샹까라의 후기 불이론 저작과 『요가경 주해 비와라나』가 문체적으로나 개념적으로나 상응한다는 것이다. 그럼에도 불구하고 하커가, 『요가경 주해 비와라나』가 샹까라의 진작이라는 것을 체계적으로 증명했던 것은 아니다. 그가 심혈을 기울인 것은 '샹까라가 초기에는 요가를 추종했지만 나중에 베단따로 전향했다' 는 그의 가설이 타당하다는 것을 예증하는 것이었다. 따라서 하커가 강조했던 것은 어디까지나 그가 샹까라의 작품들에서 발견했던 '사상적인 발전의 양상' 에 대한 것이다.

여기서 하커의 논의 중에서 요지를 요약할 필요가 있다. 우선 근본적인 문제는 "샹까라가 일원론을 그렇게 강조했음에도 불구하고 왜 그의 일원론은 그렇게 나약한 논지로 전개되는가?"[8]라는 하커의 의문대

---

7) Hacker 1968~69, pp. 119~148.

  ＊ 하커의 논문, 「Śaṅkara der Yogin und Śaṅkara der Advaitin Einige Beobachtungen」은 1968년 오스트리아 비엔나Wien에서 출판된 *Beiträge zur Geistersgeschichte Indiens. Festschrift für Erich Frauwallner*에 수록되었고 1978년 *Kleine Schriften*. Band. 15에도 수록되어 있다.

8) "Warum ist der Monismus, zu dem sich Ś doch emphatisch bekennt, bei ihm argumentativ so schwach entwickelt?" Hacker1968~69, p. 121. 하커의 전문 용어는 샹까라에 대한 그의 인식을 강조하기 위해 본 요약에서 조심스럽게 재가공하였다.

로, 샹까라가 자신의 철학에서 핵심적인 역할을 하는 개념에 대해서조
차 이성적인 정당화를 하지 않았다는 점이다. 물론 샹까라는 『천 가지
가르침』의 산문편 제2장에서 자아의 본질에 대해 광범위하게 논의한
바 있다. 더욱이 그 논의는 오직 이성적인 논증에 의거해서 진행되었
다. 더 놀라운 것은 샹까라가 '논리학자의 논의에서 일반적으로 사용
되는 용어'로 자아를 묘사했다는 것이다. 그럼에도 불구하고 샹까라는
'오직 자아만이 있고 자아만이 실재이다'라는 자신의 확신에 대해서
는 거의 증거를 제시하지 않았다. 다른 경우도 이와 유사한데, 샹까라
는 일원론을 옹호하기 위한 논증은 물론이고 일원론이 필수적으로 수
반하는 환영론에 대해서조차 거의 논의조차 하지 않았다. 이점은, 샹
까라보다 앞서 살았던 가우다빠다Gauḍapāda를 비롯해서 일원론을 옹호
하는데 적극적이었던 다른 불이론자들에 비추어 보면 특히 놀라운 점
이다. 물론 "일원론을 언급할 필요도 없이 우리는 샹까라의 작품에서
자아에 대한 주목할 만한 가르침을 추론할 수 있다"[9]는 하커의 설명대
로, 샹까라는 이성적인 논의 없이도 그 자신만의 독특한 자아관을 전
개하였다.

　이와 같은 당혹스런 상황을 설명하기 위해서 하커는 하나의 가설,
즉 '샹까라가 요가에서 불이론으로 전향했다'는 이론을 제기한다.[10] 하
커에 따르면 샹까라는 비록 요가의 신봉자이지만 자신의 굳건한 일신
교적 성향 때문에 그리고 '신성한 음절 옴oṃ이 중요하다는 자신의 확
신' 때문에 서서히 불이론으로 이끌리게 되고 특히 그 당시 비교적 근
래의 작품인 가우다빠다의 『만두꺄송Māṇḍukyakārikā of Gauḍapāda』에 이끌
렸던 것으로 보인다.[11] 『만두꺄송』은 '옴oṃ'의 의미에 대한 광범위한

---

9) "man aus seinen Werken eine beachtliche Lehre vom Selbst entnehmen
　　kann, ohne dass der Monismus erwähnt zu werden brauchte" Hacker 1968~
　　69, p. 121.
10) Hacker 1968~69, p. 124~127.

해석에 의거해서 새로운 사상인 '무촉 요가無觸요가, asparśayoga' 를 제시하는데 샹까라는 불이론의 스승*으로부터, 다시 말해서 '결국 샹까라로 하여금 이 문헌을 해석하는 소임을 주었던 그 스승(고윈다 : 역주)' 으로부터 가우다빠다의 가르침을 배우게 된다. 『만두캬송』에 대한 주석서인, 『만두캬송 주해』는 샹까라의 첫 번째 불이론 작품이다. 따라서 샹까라의 『만두캬송 주해』는 '그가 훗날, 불이론의 입장을 완전히 이해한 후엔 버렸던 요가 사상' 의 다양한 흔적까지 담고 있다. 『천 가지 가르침』 운문편 제19장과 『따이띠리야 우빠니샤드 주해』는 문체상에서 그리고 요가에 친화적이라는 점에서 『만두캬송 주해』와 유사하다. 샹까라의 초기 작품 중에서 발견되는 주목할 만한 요소는 '이 문헌으로 그를 안내하고 정착케 했던 스승' 에 대한 귀경게歸敬偈, maṅgalācaraṇa가 있다는 점이다. 이것이 암시하는 것은 샹까라가 스승과 함께 지낼 동안에는 귀경게를 그의 주석서에 붙였지만 나중엔 그 습관을 버렸다는 것이다. 샹까라의 초기 작품에 속할 것으로 생각되는 『천 가지 가르침』 운문편 제17장과 마찬가지로 위에서 언급한 세 문헌도 모두 귀경게를 담고 있다.

하지만 하커의 주장 중에서 '샹까라가 처음엔 요가 수행자였지만 훗날 불이론으로 전향했다' 는 것에 대해서는 의문이 제기되었다.[12] 예

---

11) 가우다빠다는 전통적으로 '샹까라를 가르친 스승' 의 스승으로 간주된다.

* 샹까라는 고윈다Govinda, 670~720년경의 제자였고 고윈다는 가우다빠다의 제자로 말해진다.

12) 이 점에 대해서는 나카무라 하지메Nakamura, 1980~81, pp. 70~77을 참조;
마에다 센가쿠Mayeda는 나카무라의 견해를 지지하고 하커의 연구에 대해서 "충분히 납득될 수 없다"고 말했다. Mayeda 1979, p. 4;
페터Tilmann Vetter는 샹까라의 사상의 발전에 대한 하커Paul Hacker의 개요를 받아들이고 그것을 좀 더 자세히 논의한다. 이 점에 대해서는 Vetter1979를 참조;
테이버John Taber는, '샹까라의 사상이 발전했다는 이론에 의거해서 샹까라

를 들어, 나카무라 하지메는 『요가경 주해 비와라나*Yogasūtrabhāṣyavivaraṇ-a*』의 저자가 '뷔야사의 『요가경 주해』'를 불이론적으로 해석하고 있다는 확신적인 증거를 모았다.[13] 하커는, '샹까라가 요가 수행자였던 시절에 특히 신성한 음절 옴om과 관련된 유신론을 애호했다'는 점에서 샹까라가 이미 불이론에 마음을 기울이는 경향이 있다는 것을 간파했다.[14] 하커는, 바로 이러한 성향을 '샹까라가 불이론으로 전향하게 했던' 동기 요소로 보았다. 하커가 의도했던 것은 아니지만 하커는, '『요

의 작품에서 발견되는 분명한 불일치들을 해명하고자 하려는 하커의 시도'에 대해서 다소간 비판한다. 그럼에도 불구하고 테이버 자신은 '샹까라의 작품이 이성에 대한 강조에서 점차 멀어지고 점차적으로 천계서에 의거한 정당화로 전향하는 움직임이 있다'라고 어떻게 보면 하커와 유사한 프레임을 사용하고 있다. 이 점에서 볼 때 테이버는 대부분 페터의 행로를 따르는 것으로 보인다. 보다 자세한 것은 Taber 1981, pp. 283~307을 참조; 베츨러Albrecht Wezler는 하커의 주장 중 중요한 요점을 받아들이지만 샹까라가 『요가경 주해 비와라나』의 저자라는 것을 인정하지는 않았다. Wezler 1983, pp. 17~40;

할파스Halbfass는 하커의 이론에 의문을 제기하고 또 "샹까라가 요가의 가르침에 친숙했다는 것과 관련해서는 결론적이지 않다"고 언급했지만 '샹까라가 처음에는 요가 수행자였다'는 하커의 주장에 대해서는 특별히 공격하지 않았다. Halbfass 1983, 103~131 특히 p. 119를 참조.

13) 나카무라 하지메는 샹까라가 『요가경 주해 비와라나』의 저자라는 것에 입장을 표명하지 않았다. 그럼에도 불구하고 그가 제시한 증거들은 '『요가경 주해 비와라나』의 저자가 불이론에 아주 강하게 기울어져 있다'는 것을 옹호하는 것에 많은 무게를 두고 있다. 나카무라는 '『요가경 주해 비와라나』의 저자가 불이론에 부합하지 않는 견해를 표명한 몇몇 사례'들을 열거하지만 그는, 샹까라가 『요가경 주해 비와라나』를 작성했을 가능성을 부정하지는 않았다.

14) 『요가경 주해 비와라나*Yogasūtrabhāṣyavivaraṇa*』 1.27에서 저자는 말한다. "praṇauti stautīśvaram iti praṇava oṃkaraḥ | praṇidhīyate cānena bhagavān praṇidhātṛbhir …… tasya comkārasya vācyaḥ Īśvaraḥ." 하커는 또한 『요가경 주해 비와라나』 1.25의 길고 긴 utsūtra(특정 경문을 주석하기에 앞서 주석가가 예비적으로 하는 논의 : 역주)가 '신Īśvara의 실재성을 증명하기 위한 샹까라의 대표적인 시도'라고 지적하였다.

가경 주해 비와라나』에서 샹까라가 불이론으로 이끌리고 있는 다른 증거'를 제시한다.

> 샹까라는 요가 수행자였지만 뷔야사vyāsa와 비교할 때 이미 환영론을 강조하고 있다. …… 그리고 그는 '향수자bhoktṛ'라는 말의 의미를 '단지 느끼는 행위'로 축소했다. 이러한 의미 축소를 통해서 '향수bhoga'와 '향수자'라는 용어는 파기되었고 이것으로서 베단따적 관점은 이미 확립되었다. 불이론자로서의 샹까라는 '상캬의 교리가 아뜨만을 향수자로 간주한다'는 이유에서 상캬학파를 맹렬하게 공격했다.[15]

또한 하커는 샹까라의 초기 작품에서 발견되는 언어적 특징 중에서 분별分別, vikalpa이라는 단어가 자주 사용되었다는 것을 지적했다.[16] 하커는, 샹까라의 후기 작품에서 이 단어가 환영론과 관련해서 사용된 예가 아주 드물었고 또 후기 문헌에서 샹까라가 주로 사용했던 단어가 무명avidyā에 한정된다는 것을 지적했다. 하지만 하커가 거론하지 않은 것이 한 가지 있는데 그것은 『요가경 주해 비와라나Yogasūtrabhāṣyavivaraṇa』의 저자가 『요가경』 1.42의 '분별分別, vikalpa'의 의미를 설명할 때, 샹까라의 '후기 불이론 사상'의 증표라 할 수 있는 가탁(假託, adhyāsa 그리고 adhyāropa)이라는 용어를 사용했다는 점이다.[17] 하커의 주장대로 『요가

---

15) "Ś hat schon als Yogin diesen Illusionismus gegenüber Vyāsa verstärkt …… und er hat den Sinn des Wortes 'Geniesser' auf den Akt des reinen Wahrnehmens reduzeirt. Nach dieser Reduktion konnten dann aber die Termini 'Geniesser' und 'Geniessen' überhaupt fallen, und der Vedāntastandpunkt war schon erricht. Als Advaitin hat Ś eine heftige Kontroverse gegen das Sāṇkhya geführt wegen dessen Lehre, das Selbst sei *bhoktṛ*." Hacker 1968~69, 138. 하커의 주장은 샹까라가 『요가경 주해 비와라나Yogasūtrabhāṣyavivaraṇa』의 저자라는 것을 전제로 한 것이다.

16) Hacker 1968~69, 127.

경 주해 비와라나』가 요가 사상을 도구로 해서 불이론의 개념을 주입한 예'가 많기는 하지만 '샹까라가 요가에서 불이론으로 전향했다'는 그의 주장은 다소 과도한 것으로 판단된다.

이와 유사하게 샹까라가 그의 후기 작품에서 요가를 어느 정도까지 외면했는지도 의문이다. 하커는 샹까라의 초기 작품을 두고 "불이론의 입장에서는 버렸던, 요가의 잔존물을 여전히 담고 있는 것"[18]으로 말한다. 하커가 인용한 예는 『만두꺄송 주해』 3.31인데 여기서 샹까라는 정신적인 활동이 멈추는 것과 관련해서 어떻게 이원성에 대한 자각이 사라지는지를 논의한다. 여기서 정신을 통제하기 위한 수단과 관련된 샹까라의 논의는 수행과 이욕abhyāsa-vairāgya을 설명하는 『요가경』 1.12를 떠올리게 한다. 더욱이 『요가경 주해 비와라나』는 수행abhyāsa을 식별적인 통찰vivekadarśana로 간주하는 뷔야사의 주석을 되풀이하고 있다. 이것은 정확히 요가에 근접하는데, 하커의 주장대로라면 이러한 요소는 '샹까라의 후기 작품에서 거부된 것'이다. 하지만 그럼에도 불구하고 분명한 것은 '후기' 작품인 『바가와드 기따 주해』에서 샹까라가 이와 유사한 문제를 논의하면서 재차 『요가경』을 언급했다는 점이다. 『바가와드 기따』 6.35는 마음을 불안정하고 또 통제하기 어려운 것으로 묘사하고 또 마음을 통제하기 위해 수행과 이욕을 추천하는데[19] 이것에 대한 주석에서 샹까라는 산란한vikṣepa 마음을 통제하기 위해 수행과 이욕이 필요하다는 것을 말한다. 『바가와드 기따』의 원문에는 '산란함 vikṣepa'이라는 단어가 없으므로 샹까라가 이 개념을 자신의 주석에 도

---

17) YV. 1.42 : vikalpo hi viśeṣādhyāropaḥ tenādhyāsena.

18) "noch überbleibsel des Yoga enthält, die beim weiteren Durchdenken der Advaitaposition verworfen werden mussten." Hacker 1968~69, 126.

19) BG. 6.35 : ······ mano durnigrahaṃ calam abhyāsena tu kaunteya vairāgyeṇa ca gṛhyate . "하지만 꾼띠의 아들이여, 마음은 통제하기 힘들며 불안정한 것이다. 수행과 이욕을 통해서 [마음을] 잡아야만 한다."

입했다는 것은 분명하다. 이렇게 함으로써 샹까라는 "삼매의 장애물인 산란함들vikṣepa-s은 오직 수행과 이욕이라는 두 가지에 의해 통제되어야 한다"[20]는 뷔야사의 진술을 흉내 낸다. 더욱이 뷔야사는 '수행' abhyāsa의 의미를 '마음이 한 대상에 머무는 것'[21]으로 명시하는데, 이와 유사하게 샹까라도 『바가와드 기따 주해』에서 수행abhyāsa을 "어떤 생각의 대상에 대해서 동일한 생각을 되풀이하는 것cittabhūmau kasyāṃcit samānapratyayāvṛtti"으로 설명하고 있다. 이 구절을 놓고 볼 때 샹까라가 후기 문헌에서 요가를 외면했다는 징후는 거의 발견되지 않는다.

물론 하커는, 샹까라가 '지속적인 명상 수련'을 철두철미하게 거부하지는 않았다는 것을 인정한다. 하지만 하커는, 샹까라가 명상과 요가를 거부했던 것으로 믿게 해주는 분명한 사례를 『브리하다란야까 우빠니샤드 주해』 1.4.7에서 발견한다.[22] 『브리하다란야까 우빠니샤드 주해』 1.4.7에 대한 주해에서 샹까라는 '자아에 대한 앎을 기억하는 지속적 흐름ātmajñānasmṛtisaṃtati'[23]이라는 전문화된 명상 수련을 "명령"으로 간주하는 것에 대해 반박하고 있다. 뿐만 아니라 샹까라는 '마음 활동의 지멸cittavṛttinirodha'이라는 요가 수련조차 해탈의 수단mokṣasādhana이 아니라고 말하고 있다. 샹까라의 설명을 꼼꼼하게 음미할 필요가 있는데 그것은 샹까라의 방대한 논의가 명상과 요가에 대한 그의 입장을 결정하는데 결정적이기 때문이다.

『브리하다란야까 우빠니샤드』 1.4.7 중에서 샹까라가 관심을 집중했던 특별한 구절은 "자아를 명상해야만 한다ātmety evopāsīta"는 말이다. 샹

---

20) YSBh. 1.31 : vikṣepāḥ samādhipratipakṣāḥ tābhyām evābhyāsavairāgyāb-
hyāṃ nirodhavyāḥ.

21) YSBh. 1.32 : vikṣepapratiṣedhārthaṃ ekatattvālambanaḥ cittam abhyāset.
"산란심을 막기 위해서는 마음을 하나의 진리에 집중하는 수련을 해야 한다."

22) Hacker 1968~69, 126.

23) 이 종류의 명상에 대한 설명은 본서 제4장을 참조.

까라는 먼저 이 구절을 '원래적 명령apūrvavidhi' 으로 파악하는 다양한
반론자들의 견해로 인용한다. 이 점에 대한 샹까라의 논의는 '명령의
본질' 에 대한 더 한층 복잡한 해석을 포함한다.[24] 샹까라의 논의에서
결론은, 이 주제가 '원래적 명령apūrvavidhi' 이 아니라 오히려 '배제의 명
령niyamavidhi' 이라는 것이다. 그는 '배제의 명령niyamavidhi' 을 '선택적
대안pakṣaprāpti' 으로 설명한다. '명령의 힘' 을 감소시키는 논의를 한 후
에 샹까라는 이제 심지어 이 명령의 필요성조차 모조리 부정한다. 그
리고서 그는 '지혜와 행위가 양립할 수 없다' 라는 친숙한 논의로 관심
을 돌린다.[25] 자아에 대한 앎의 경우, 제식 행위는 그것이 정신적인 것
이든 육체적인 것이든 쓸모없는 것이다. 샹까라에 따르면 '자아의 참
된 본성을 지시하는 천계 성구를 듣는 것' 을 제외하고 달리 해야 할
'행위' 는 없다.

　여기서 새로운 반론자가 등장해서 논의를 방해하고 대화를 명상과
관련된 구절로 돌린다. 반론자는 아뜨만에 대한 앎과 명상이 별개의
것이라고 주장한다. 반론자는 여기서의 명상을 '자아에 대한 앎을 계

---

24) 세 종류의 명령vidhi은 『미망사 빠리브하샤Mīmāṃsāparibhāṣā』에서 자세히 설명
　　되어 있다. 아뿌르바 비드히apūrvavidhi는 '이전에 알려지지 않은 어떤 것' 을
　　포함한다. 이것은 '다른 자료로부터는 알 수 없는 제식祭式 활동' 을 묘사하
　　려는 의도를 담고 있다. 만약 아뿌르바 비드히apūrvavidhi가 없다면 원해진
　　제식 행위는 수행될 수 없다. 니야마 비드히niyamavidhi는 '한정적인 명령' 으
　　로 제식 행위를 수행하는 다양한 수단이 있을 때 적용된다. 이 명령에 대
　　한 전통적인 예는 쌀을 탈곡하는 것과 관련된다. 쌀을 탈곡하는 방법은 여
　　러 가지가 있으므로 특별한 수단을 선택하는 것으로서의 니야마 비드히
　　niyamavidhi가 필요하다. 빠리상캬 비드히parisaṃkhyavidhi는 배제하는 명령이다.
　　이 명령과 관련된 전통적인 예는 "오직 다섯 발톱을 가진 다섯 동물이 먹
　　혀야 한다" 이다. 이것이 암시하는 것은 그 외의 동물은 적합하지 않다는
　　것이다. 그러므로 빠리상캬 비드히parisaṃkhyavidhi는 '실행 가능한 모든 범주
　　의 행위를 배제하는 것' 을 의도한다. Mādhavānanda 1948, p. 19.
25) 본서 제 3장을 참조.

속해서 기억하는 것'으로 언급하고 이에 덧붙여 '기억의 흐름 smṛtisaṃtati'을 명령된 것이라고 말한다. 이에 대한 샹까라의 답변은 자아에 대한 앎이 발생하자마자 자아에 대한 기억이 이미 자동적으로 획득되었다는 것이다. 자아를 알 때 '자아가 아닌 것'에 대한 기억은 버려지고 '자아에 대한 기억의 연속'이 일어난다. 이와 같이 기억은 자동적으로 생성되므로 샹까라는 '기억의 흐름smṛtisaṃtati'을 재차 명령할 필요가 없다고 말한다.

반론자는 화제를 바꾸어서 '마음을 지멸하는 것'과 '성전을 통해 획득하는 자아에 대한 앎'이 다르다고 주장한 후 '요가문헌yogaśāstra은 마음 활동의 지멸을 요구하는데, 여기서도 그것을 적용해야 한다'고 주장한다. 샹까라의 대답은 명백하다. 그는, 권위를 지닌 베단따 문헌(=우빠니샤드 : 역주)이 '마음 활동의 지멸cittavṛttinirodha을 해탈의 수단'으로 언급하지 않았다는 이유에서 이 주장을 단박에 거절한다. 하지만 샹까라는 보다 흥미로운 말을 제시한다.

'[마음 활동의] 지멸'할 수 있는 다른 수단은 없기 때문이다. 진실로 '아뜨만에 대한 앎을 지속적으로 기억하는 것'을 제외하고는 '마음 활동을 지멸cittavṛttinorodha'할 수 있는 수단은 없다. 하지만 이것은 하나의 가설일 뿐이다. 실제로는 브라흐만에 대한 앎만이 해탈의 수단이다.[26]

샹까라는 '기억의 흐름'의 가치에 대해 양향적 태도를 취하고 있다. 샹까라는 일단 '기억의 흐름'을 해탈의 수단으로 인정하지 않는데 그

---

26) BUBh. 1.4.7 : ananyasādhanatvāc ca nirodhasya| na hy ātmavijñānatatsmṛtisaṃtānavyatirekeṇa, cittavṛttinirodhasya sādhanam asti | abhyupagamyedam uktam, na tu brahmavijñānavyatirekeṇa anyan mokṣasadhānam avagamyate. 영어 번역은 Mādhavānanda 1975, p. 91을 참조.

이유는 참된 앎이 생기면 더 이상 해야 할 것이 없기 때문이다. 하지만 '기억의 흐름'은 자아에 대한 앎을 획득하는 보조 수단이라는 점에서 중요한 역할을 지닌다. 샹까라는 여기에 난점이 있다는 것을 분명히 자각하고 있다. 반론자는 문제의 본질을 정리해서 다음과 같이 말한다. "당신의 주장대로 만약 자아에 대한 명상upāsana이 이미 '배제의 명령niyamavidhi'으로 알려진 것이라면 어떻게 '자아에 대한 앎을 기억하는 흐름'이 영원하다고 할 수 있겠는가"[27]

샹까라는 이 비판에 답하면서 명상에 대한 자신의 용법을 정당화한다. 샹까라는, 참된 앎이 일어난 후에도 과거 행위의 결과가 여전히 유효하다는 것을 말한다. 그것은 마치 시위를 떠난 화살이 그 여로를 계속하는 것과 같다. 더욱이 지혜의 작용은 업의 결과보다 약하다.[28] 이 이유에서 샹까라는, 지혜가 발생한 후에 '과거 행위의 결과들이 일어날 수도 있고' 또는 '자아에 대한 앎의 기억의 흐름'이 일어날 수도 있다고 말한다. 따라서 샹까라에 따르면 '기억의 흐름smṛtisaṃtati'이라는 것은 '참된 앎이 발생한 후에 일어날 수 있는 여러 요소 중' 하나의 대안일 뿐이다. 이와 같이 샹까라는 '자아에 대한 명상이라는 문장'이 '자아에 대한 앎을 지속적으로 기억하는 것'을 제외한 나머지를 모두 배제하는 명령niyamavidhi일 뿐이라는 자신의 입장을 정당화한 후 마지

---

27) BUBh. 1.4.7 : kathaṃ punar upāsanasya pakṣaprāptir yāvatā pāriśeṣyād ātmavijñānasmṛtisantaiḥ nityaivety abhihitam.

　* 위 원문에서는 '배제적 명령niyamavidhi'으로 표현되지 않고 '선택적 대안pakṣaprapti'으로 되어 있다. 번역하면 다음과 같다. "당신의 주장대로 만약 자아에 대한 명상upāsana이 이미 '선택적 대안pakṣaprapti'이라고 알려진 것이라면 어떻게 '자아에 대한 앎을 기억하는 흐름'이 영원하다고 할 수 있겠는가"; 샹까라에 따르면 '선택적 대안'은 예상 가능한 A, B, C 중에서 하나를 선택하는 것이므로, '선택한 것' 외의 것을 배제한다는 점에서 '선택적 대안'과 '배제의 명령'은 거의 같은 역할을 한다.

28) 이 점에 대해서는 본서 제4장 각주 27과 관련된 내용을 참조.

막으로 명상의 위상에 대해 설명한다.

> 그러므로 포기와 이욕 등의 수단을 통해서 자아에 대한 앎의 기억의 흐름을 통
> 제할 필요가 있다. 하지만 이것은 원래부터 명령된 것이 아니다.[29]

명상과 요가에 대한 샹까라의 입장은 『브라하드아란야까 우빠니샤드 주해』 1.4.7에서 제시되었는데 다음과 같이 요약할 수 있다.

(1) 명상의 필요성은 부정되지 않는다. 그러나 자아에 대한 명상에서 '명령'이 필수적이라는 것은 부정된다.
(2) 요가는 해탈의 수단이 아니다. 하지만
(3) 과거 행위의 결과로서 생겨난 방해물에 대항해서 '자아에 대한 관념의 흐름을 통제하기 위해서' 요가는 필수적이다.

여기서 '자아에 대한 관념의 흐름을 통제하는 것'이라는 표현은, 샹까라가 『바가와드 기따 주해』 6.35에서 말했던 "어떤 하나의 생각에 대해서 똑같은 관념이 반복되는 것"*이라는 표현을 되풀이한 것으로 보인다. 이 점에서 볼 때 샹까라가 지속적인 명상의 실천을 거부했다는 하커의 주장을 받아들이기 어렵다. 또한 샹까라가 후기 문헌에서 "요가의 잔재를 버렸다"는 것도 발견되지 않는다. 오히려 『브리하다란야까 우빠니샤드 주해』와 같은 중요한 "후기" 문헌에서 요가는 더 한층

---

29) BUBh. 1.4.7 : tasmāt tyāgavairāgyādi sādhanabalāvalambena ātmavijñānasmṛtisantatair niyantavyā bhavati, na tv apūrvā kartavyā. Mādhavānanda 1975, p. 93.

* BGbh. 6.35 : abhyāso nāma cittabhūmau kasyāṃcit samānapratyayāvṛttiḥ cittasya. "수행이라는 것은 어떤 생각에 대해 동일한 생각을 반복적으로 유지하는 것이다."

중요시되고 있다.

물론 요가 수련의 원리를 인정하는 것과 요가를 해탈의 수단으로 받아들이는 것 사이에는 상당한 차이가 있다. 더욱이 하커가, 요가 사상과 가장 밀접하다고 말했던 『만두캬송 주해』에서조차 샹까라는 요가를 해탈의 수단으로 받아들이지 않았다. 『만두캬송 주해』에서 샹까라는 주석가로서 어쩔 수 없이 요가 수련에 대해 자세히 설명해야 했는데, 그것은 가우다빠다가 제3장의 후반부 절반에서 '마음의 통제'라는 주제를 다루었기 때문이다. 널리 알려져 있듯이 가우다빠다는 샹까라보다 앞서 철두철미한 불이론적 개념에 의거해서 '요가의 몇몇 실천적 기법'을 결합하는 전례를 확립했다.

가우다빠다는 요가와 불이론 철학을 결합시킨 무촉 요가無觸요가, asparśayoga를 제시했다.[30] '아스빠르샤asparśa'는 문자적으로 '접촉이 없음'을 의미하는데 이것은 불가해한 것, 관련성이 없는 것을 내포한다. 그는 이 용어를 '감각으로부터 자유롭고 마음을 초월해 있는' 불이不二의 브라흐만을 지시하는 의도로 사용했다.[31] 가우다빠다는 무촉 요가의 역할을 다음과 같이 설명한다. 마음은 이원성을 지각하는 주체이다. 하지만 마음이 정지될 때 이원성은 더 이상 지각되지 않는다. 그러나 여

---

30) MK. 3.39 : asparśayogo vai nāma durdarśaḥ sarvayogibhiḥ | yagino bibhyanti hy asamād abhaye bhayadarśinaḥ ∥ "진실로 무촉 요가는 어떠한 요가 수행자들도 파악하기 힘든 것이다. 왜냐하면 요가 수행자는 이것을 두렵게 생각해서 두려움이 없는 것에서 두려움을 느끼는 자들이기 때문이다."

MK. 4.2 : asparśayogo vai nāma sarvasattvasukho hitaḥ | avivādo 'viruddhaś ca deśitas taṃ namāmy aham ∥ "진실로 모든 사람에게 즐거움과 행복을 주는 것이고, 논쟁과 모순에서 자유로운 것이고 [전통적인] 가르침인 무촉 요가에 귀의합니다."

31) MK. 3.37. 이것은 『만두캬송』에 대한 샹까라의 해석에 의거한 것이다. 샹까라는 『만두캬송』의 "sarvābhilāpavigata모든 언설을 넘어선"의 의미를 '모든 외적 감관을 초월한sarvabāhyakaraṇavarjita'으로 해석한다.

기서의 정지는 깊은 숙면 상태, 즉 마음이 단순하게 해체되어 있는 상태와는 다르다. 이 경우 마음은 반드시 다시 깨어나 활동한다. 따라서 마음은 '욕망의 대상으로 흩어지려는 그 경향성'에서부터 통제되어야만 한다. 바로 이것은 '이원성의 세계에 내재된 고통을 기억하는 것'과 더불어 '불이不二의 브라흐만의 본성을 지속적으로 기억함으로써 anusmṛtya' 완성된다.

가우다빠다는 『만두꺄송』 3.39에서 자신의 무촉 요가가 일반적으로 널리 알려진 요가와 전혀 다른 것이라고 말한다.[32] 그는, '요가 수행자들은 최고의 지혜가 무서워 이원성을 자각하는 자이기 때문에 무촉 요가를 파악하는 것이 어렵다'고 말한다. 그럼에도 불구하고 가우다빠다는 무촉 요가가 최고의 지혜, 즉 그가 이해한 "불생설不生說"[33]과 완벽히 양립할지에 대해서는 명확하게 밝히지 않았다.

샹까라는 무촉 요가에 대한 자신의 입장을 분명하게 밝힌다. 그에 따르면 무촉 요가는 최고의 진리가 아니다. 샹까라는, 가우다빠다가 우빠사나upāsanā의 한계를 설명했던 『만두꺄송』 3.15~16에 주목한다. 『만두꺄송』 3.15~16은 '조건 지워진 측면으로서의 브라흐만(한정된 브라흐만 혹은 속성을 갖춘 브라흐만 : 역주)'에 대한 명상을, 열등하고 평범한 지망생에게 적합한 것으로 말하고 있다. 이와 유사하게 샹까라도 '마음을 아뜨만과 독립된 어떤 것으로 간주하는 자들처럼' 지각 능력이 열등하거나 보통인 요가 수행자들을 위한 것이 무촉 요가라고 주장한다.[34] 샹까라

---

32) 『만두꺄송』에서 가우다빠다가 빠딴잘리의 『요가경』을 활용했다는 분명한 증거는 없다. 아마도 가우다빠다는 '요가경에 영향을 주었을 것으로 추정될만한 불교 문헌'에서 요가적 요소를 끌어 들였을 것이다.

33) MK. 3.48 : etad tad uttamaṃ satyaṃ yatra kiṃcin na jāyate. "어떠한 것도 생겨나지 않는다는 바로 이 [가르침은] 최고의 진리이다"

34) MKBh. 3.40 : ye tv ato anye yogino …… hīnamadhyamadṛṣṭayo mano 'nyad ātmavyatiriktam …… paśyanti.

는 이 점을 『만두캬송 주해』 3.48에서 재차 강조한다. 『만두캬송 주해』 3.48에서 샹까라는 마음의 통제를 우빠사나와 연결시키고 세계의 창조에 대해서 논의한 후 창조, 우빠사나 등 모든 것은 '단지 최고 진리의 본질을 파악할 수 있는 수단일 뿐' 최고 진리 그 자체를 구성하는 것이 아니라고 말한다.[35]

『만두캬송 주해』에서 샹까라는 참된 지혜samyagdarśana를 '불이의 자아advayātma를 인식하는 것'이라고 주장한다. 바로 이 참된 지혜는 천계성구와 이성적 논증에 의해서 획득된다.[36] 샹까라는 천계서뿐만 아니라 논증에 의해서도 참된 지혜를 획득할 수 있다는 입장을 여러 번 밝혔는데[37] 『만두캬송 주해』에서 발견되는 유별난 점은 샹까라가 이성적 논증을 특히 강조했다는 점이다. 다른 작품의 경우 샹까라는 경전의 말씀(성언량 : 역주)에 더 비중을 두고 있다.[38] 하커가 말했듯이[39] 이 점은

---

35) MKBh. 3.48 : sarvo 'py ayaṃ manonigrahādiḥ ······ sṛṣṭir upāsanā coktā paramārthasvarūpapratipattyupāyatvena na paramārthasatyeti.

36) MKBh. 3.17 : śāstropapattibhyām avadhāritatvāt advayātmadarśanam samyagdarśanam. "불이의 자아를 통찰하는 것이 참된 지혜라고 성전과 논리에서 확정되었기 때문이다."

37) 예를 들면, YV. 1.48; MKBh. 2.30, 3,17; TUBh. 3.10.4]; USP. 15.54, 18.4, 19.17; BGBh. 18.17; ChUBh. 6.12.2; BUBh. 2.5.15; USG. 1.43.

38) 주목할 만한 예외는 『천 가지 가르침』 산문편 제2장이다. 하지만 샹까라는 제2장에서 의도적으로 천계서를 인용하지 않고 생략했다. 그 이유는 샹까라는 '숙고의 과정이 추론에 의거한다는 것'을 예증하길 원했기 때문이다. 『천 가지 가르침』 제1장은 '듣는 것śravaṇa'을 예증하기 위해 무수한 천계서를 인용한다. 천계서śruti와 논증yukti의 역할에 대한 가장 광범위한 논의는 『브라흐마경 주해』 2.1.6과 2.1.11에서 발견된다. 여기서 샹까라는 논리를 천계서에 종속시킨다. 이 점에 대해서는 본서 4장을 참조.
＊ 세 개의 장으로 구성된 『천 가지 가르침』 산문편은 각각 문聞 · 사思 · 수修의 가르침을 담고 있고 따라서 '문(들음)'을 가르치는 제1장은 무수한 천계서를 인용하지만 '사(숙고)'를 가르치는 제2장에서는 천계서를 인용하지 않고 이성적 논의에 치중한다.

39) Hacker 1968~69, 135.

샹까라가 『만두꺄송 주해』를 작성할 당시 가우다빠다의 영향이 특별히 반영되었다는 것을 암시한다. 샹까라의 『만두꺄송 주해』는 '불이론에 대한 이성적 근거를 확립하고자 했던 가우다빠다의 관심사'를 분명히 반영하고 있다. 하지만 샹까라는 『만두꺄송 주해』를 제외한 작품에서는 이와 같은 주장을 반복하지 않았고[40] 또 논리적인 진술을 하나의 대안으로 제시하지도 않았다.

하커가 보기에 '샹까라가 일원론의 성립 근거를 이성적으로 논의하지 않았다'는 것은 특별히 눈에 확 띄는 것이었고 더욱이 가우다빠다를 비롯한 여타의 불이론자들이 이성적 논의를 충분히 활용했다는 점에서 논증을 회피하는 샹까라의 입장은 더 대비되었을 것이다. 더욱이 샹까라가 논리적 논의를 정상적으로 회피했던 것이 아니라는 점에서 문제는 더 복잡해진다. 하커는 이 기묘한 상황을 다음과 같이 설명한다. "샹까라는, 자신이 논쟁을 해야겠다고 생각했을 때는 대부분 그가 잘 알고 있는 요가학파, 다시 말해서 일원론이 아닌 요가학파의 노선에 의거해서 진행한다."[41] 비록 샹까라가 요가를 잘 알고 있었고 또 그의 작품 전체에서 요가 사상의 흔적이 발견된다는 것은 분명하지만 하커의 주장에 납득하기는 힘들다.

무엇보다도 샹까라가 처음에는 요가 수행자였다는 하커의 전제부터 의구심을 불러일으키는데, 그것은 『요가경 주해 비와라나*Yogasūtrabhāṣya-vivaraṇa*』의 저자가 명확할 정도로 불이론 지향적이기 때문이다. 또한 '샹까라가 결국 요가를 포기하고 불이론으로 전향했다'는 증거도 비현실적이다. 그 이유는 샹까라가 자신의 후기 작품에서도 요가의 개념을

---

40) 샹까라가 이 점을 논의했던 유일한 그리고 주목할 만한 곳은 『천 가지 가르침』 운문편 제19장이다.

41) "Ś, wenn er argumentativ dachte, sich weitgehend auf den ihm vertrauten Bahnen des Yogasystems bewegte, das nicht monistisch war.", Hacker 1968~69, 135. (Ś,=śaṅkara, 역주)

계속해서 활용하고 있기 때문이다. 여기서 더 분명한 의문이 일어난다. 왜 샹까라는 '요가 체계'의 노선에 따라 논의를 진행했는가? 단지 요가가 샹까라에게 친숙했던 것이었다는 이유만으로 그것이 실제로 가능할까? 오히려 그 반대로 샹까라는 가우다빠다의 이성적 논의 방식에도 친숙했지만 그는 그의 최고 스승(paramaguru, 가우다빠다 : 역주)이 확립한 이성적 접근이라는 노선도 따르지 않았다. 하커의 주장엔 근본적인 모순점이 있다. 만약 샹까라가 후기 작품에서 요가를 거부했다고 한다면 왜 샹까라는 논의 과정에서 요가 개념을 계속 사용했던 것일까?

샹까라가 일원론을 논의하지 않은 이유는 엄밀히 말해서, 그는 일원론자가 아니기 때문이다. 샹까라의 사상을 유럽의 일원론자로 동일시하는 것은 분명 잘못된 것이다. 이와 유사하게 샹까라를 '환영론자(아마도 māyāvādin을 지시함)' 혹은 '부분적인 환영론자'로 보는 하커의 주장도 정당화될 수 없을 것이다. 왜냐하면 하커 스스로도 '샹까라가 후대 불이론자들과 다르게 마야māyā의 중요성을 강조하지 않았다'고 주장했듯이 샹까라의 불이론은 마야māyā의 실재성을 인정하기 않기 때문이다. 그러므로 샹까라의 사상을 '아드와이따advaita'라는 문자적 표현 그대로, 즉 불이론不二論으로 부르는 것이 나을 것이다.

물론 샹까라는 오직 하나의 자아만이 존재하고 그리고 바로 이 자아(=브라흐만)가 유일한 실재라는 것을 주장한다. 하지만 샹까라는 유일성ekātma, ekatva이라는 단어보다 불이성advaita, advaya이라는 단어를 더 자주 사용하고 있다. 샹까라가 "유일성"이라는 용어를 사용할 경우엔 대부분 불이성不二性이라는 용어도 함께 언급한다. 이 경우 강조되는 것은 이원성의 제거에 대한 것이다.

만약 유일성에 대한 지혜가 생겨난다면 여기에는 더 이상 추구되어야 할 것도 없고 회피되어야 할 것이 없고 또 행위, 행위자 등과 같은 차별관도 파괴된다. 이원

성에 대한 인식은 유일성에 대한 앎에 의해 뿌리 채 뽑힌다.[42]

　　하커가 또 한 가지 간과한 것이 있는데 그것은 샹까라가 올바른 인식의 기준을 천계서에 두고 있다는 것, 다시 말해서 샹까라가 성언량śabdapramāṇa을 중요시한다는 점을 간과한 것이다. 하커는, 샹까라가 성언량에 의존한다는 것을 단지 '아뜨만의 유일성을 논리적으로 증명하는 것에 실패했을 때' 샹까라가 시도했던 "학문적 정당화"로 간주하였다.[43] 하지만 샹까라가 이성적 논의를 회피했다기보다는 오히려 성언량이 샹까라의 사상에서 더 절대적인 역할을 하는 것으로 파악해야 할 것이다. 샹까라는 『브라흐마경 주해』 2.1.11에서 왜 성언량śabdapramāṇa이 자아에 대한 앎을 획득케 해주는 유일한 수단인지를 설명한 바 있다. 샹까라에 따르면 브라흐만은 추론anumāna의 토대가 되는 특징적 표식을 결여하므로 이성적으로 지각될 수 없는 것이다. 그리고 무엇보다도 이성적 방법으로 획득된 지식은 상충되는 의견들에 따라 좌지우지되는 것이다. 반대로 참된 지혜는 '확고히 확립된 것이고, 영원히 유효한 실재 그 자체'에 그 근원을 두고 있다. 이 이유에서 샹까라는 '논리로 부정될 수 없는 베다의 말씀' 만이 자아에 대한 앎을 줄 수 있다고 말한다. 물론 샹까라는 '이성은 반드시 천계서에 종속되어야 한다' 고 말함으로써 이성에도 그 나름대로의 위상을 부여했다. 이성과 계시의 문제에 대한 샹까라의 주장에 반론이 있을 수도 있겠지만 샹까라의 베단따에서 성언량의 권위를 떨어뜨리는 것은 불가능할 것이다.

　　샹까라는 이성적 논의를 통해서 자아 개념을 정당화하는 것을 꺼려했지만 그럼에도 불구하고 자아의 본질에 대해서는 망설이지 않고 논

---

42) BSBh. 1.1.4 : ekatve heyopādeyaśūnyatayā kriyākārakādidvaitavijñānopamardopapatteḥ | ⋯⋯ ekatvavijñānenonmathitasya dvaitavijñānasya ⋯⋯
43) "wissenschaftlich rechtfertigen" Hacker 1968~69, 123.

의하였다. 예를 들면 샹까라는 자아를 조명이라는 용어로 설명한다: "자아는 내적인 빛이다." 이 빛에 의해서 혹은, 더 정확히는 이 빛의 반영에 의해서 마음은 뭔가를 지각할 수 있다. 자아의 참된 본성은 빛이므로 자아는 자명한 것이고 따라서 자아는 인식의 대상이 아니다. 여기서 우리는 '자아에 대한 개념이 샹까라의 철학에서 핵심이 된다' 고 지적했던 하커의 주장에 은혜를 입게 된다. 하커는 빛 개념의 근원을 우빠니샤드와 요가 그리고 조금 멀게는 미망사mīmāṃsā로 소급한다. 이 경우에, 하커는 샹까라가 불이론과 요가를 종합했다는 것을 기꺼이 인정할 것이다. 하지만 그렇지 않다면 하커는 '샹까라가 한 진영 또는 다른 진영에만 확고히 서 있다' 고 주장해야만 했을 것이다.

인도 밖의 몇몇 산스끄리뜨 학자들도 하커 교수가 했던 방식대로 샹까라를 연구하기도 했다. 하지만 불행하게도 샹까라의 작품에 대한 그들의 면밀한 연구들은 접근 방식 자체가 지닌 본래적인 결점에 의해 손상되었다. 하커의 분석은 한 저자의 작품이 질서정연한 방법으로, 한 방향으로 전개되었다는 의심스런 가설에 의거한 것이다. 그는 요가와 불이론에 대한 샹까라의 통합을 직선화, 즉 요가에서 시작해서 불이론으로 끝나는 진화적인 전개로 한정했다. 이러한 접근 방식이 지닌 보다 심각한 문제는 현대 유럽인의 방법을 전통적인 인도인의 상황에 적용하는 것이다. 하지만 요가와 불이론은 단순히 상호 배타적인 철학파가 아니다. 요가와 불이론은 고전/낭만주의 혹은 진보/보수라는 범주와 달리 병렬되어 구별될 수 있는 것이 아니다.

샹까라의 작품에서 발견되는 요가적 요소는 샹까라의 사상에서 필수적인 요소로 간주되어야 할 것이다. 요가의 중요성은 『바가와드 기따』와 『브라흐마경』 그리고 심지어 고古우빠니샤드들에서도 인정되었다. 이와 같은 권위 있는 문헌들이 요가에 지위를 부여했으므로 샹까라가 그러한 선례를 따랐다는 것은 놀라운 것도 아니다. 『브라흐마경

주해』에서 샹까라는 그의 불이론 베단따에서 요가가 차지하는 역할이
어느 정도인지에 대해 그리고 요가의 한계에 대해 분명하게 설명한다.

샹까라의 요가관을 파악하는데 가장 적합한 출발점은 『브라흐마경
주해』 2.1.3이다. 여기서 샹까라는 요가에 대한 『브라흐마경經』의 간결
한 비판, 즉 "그것에 의해 요가도 논파되었다etena yogaḥ pratyuktaḥ"(『브라흐
마경』 2.1.3)의 의미에 대해 자세히 설명한다. 샹까라는 위 경문을 '상캬학
파에 대한 비판'에 이어지는 일련의 후속 논의로 받아들인다. 샹까라
는 상캬학파의 근본적인 원리인 승인(勝因, pradhāna 혹은 prakṛti)에서 세계
가 전변된다는 것이 논리적으로도 성립하지 않을 뿐만 아니라 천계서
에서도 지지되지 않는다는 점에서 부정한다.* 승인pradhāna이라는 개념
은 상캬뿐만 아니라 요가의 형이상학에서도 중요한 개념이므로 상캬
에 대한 비판이 요가에도 그대로 적용된다는 것이 샹까라의 입장이다.
샹까라는 이 경문에 대한 논의 전체를 통해서 상캬와 요가를 계속해서
결부시키고 있다.44) 샹까라가 요가 사상을 상캬의 일종으로 간주했다는
것은 분명하다. 그럼에도 불구하고 샹까라는 또한 요가를 '상캬의 원
리에서 다소 독립적인 수행법도 갖추고 있는 것'으로도 간주하고 있

---

* 샹까라의 승인pradhāna 비판은 크게 두 가지 측면에서 진행되는데 첫 번째는
   상캬학파의 승인이 이성을 결여한 것이고 따라서 '뿌루샤를 위해 존재한
   다'는 의도를 가진다는 것이 논리적으로 합당하지 않다는 것이다. 또 한
   가지는 우빠니샤드가 '내가 다수가 되리라 ……'와 같이 창조자를 의식을
   갖춘 존재로 언급하지만 상캬의 승인은 '의식을 결여한acetana' 존재이고 따
   라서 우빠니샤드에 근거하지 않았다는 것이다.

44) 브롱코스트Johannes Bronkhorst는 『브라흐마경』이 사용한 '요가'라는 용어가
    니야야Nyāya, 바이쉐시까Vaiśeṣika의 견해를 지시하는 것이지 빠딴잘라 요가
    Pātañjalayoga의 요가를 의미하는 것이 아니라고 주장한다. 그는 '요가가 상캬
    철학의 한 형태로 간주된 원인'을 '샹까라가 『브라흐마경』의 몇 경문을 잘
    못 이해했기 때문'이라고 말한다. 이 점에 대해서는 Bronkhorst 1981, p.
    316을 참조.

다.

『브라흐마경 주해』 2.1.3에 대한 샹까라의 해석은 주로 전승서smṛti와 천계서śruti[45]의 관계에 대한 분석을 둘러싸고 진행된다. 우선 샹까라는 '요가가 의존하고 있는 문헌들'을 요가전승서yogasmṛti로 규정한다.[46] 이 지적은 베단따 철학이 천계서에 근거한 반면 요가는 단지 전승서에 의존할 뿐이라는 그의 논지를 강화한다. 이러한 샹까라의 주장에 감추어진 전제는, 전승서가 천계서에 종속된다는 것이다. 그리고 샹까라는, 재차 베다가 인간의 이성에 의존하지 않은 불변의 진리인 반면 전승서는 잡다한 다른 의견을 담고 있고 따라서 당연히 신뢰도가 떨어질 수밖에 없다는 것에 대해 논의한다. 샹까라는 이러한 입장을 좀더 정당화하기 위해서 "전승서와 천계서 사이에 충돌이 있을 경우 전승서는 포기되어야 한다"고 주장하는 『미망사경Mīmāṃsāsūtra』 1.3.3을 인용하다. 물론 샹까라는, 베다와 모순되지 않는 한 상캬 전승서와 더불어 요가 전승서도 유효하다는 것을 인정한다. 샹까라의 평가에 따르면, 요가 전승서의 일부 내용은 천계서와 일치하지만 승인勝因, pradhāna과 같은 개념은 절대로 천계서와 양립할 수 없는 것이다.[47]

『브라흐마경』 2.1.3에 대한 주석에서 샹까라는 요가 전승서에서 발견되는 상캬적 요소를 끄집어내어 비판하면서도 그는 '천계서와 일치하는 요가의 수련법'을 수용한다. 샹까라는, 우빠니샤드(천계서 : 역주) 자체가 요가 수련법을 말하고 있다는 것을 이미 잘 알고 있었다. 그는 먼저, 요가의 좌법과 감관의 통제 그리고 명상을 언급하고 있는 우빠니

---

45) 이 용어들에 대한 논의는 본서 제3장 각주 11번을 참조.

46) 샹까라의 경우 요가전승서yogasmṛti라는 단어는 요가샤스뜨라yogaśāstra와 동일하다. 이 점에 대해서는 앞의 서론을 참조.

47) BSBh. 2.1.3 : arthaikadeśasaṃpratipattāv apy arthaikadeśavipratipatteḥ …… yena tv aṃśena na virudhyete teneṣṭam eva sāṃkhyayogasmṛtyoḥ sāvakāśatvam.

샤드의 문장들을 인용한다.* 여기서 명상의 명령을 예증하기 위해 인용한 "들어야만 한다, 생각되어야만 한다, 명상되어야 한다śrotavyo mantavyo nididhyāsitavyaḥ." BU. 2.4.5라는 구절은 대단히 중요하다. 물론 "들어야만 한다 …… "와 같은 가르침은 요가 문헌에서 발견되는 것이 아니다. '듣고, 숙고하고, 자아에 대한 가르침을 지속적으로 명상' 하는 훈련은 분명히 베단따 학도를 위해 제시된 것이다. 아마도 이 구절은 샹까라보다 훨씬 이전부터 특별한 진술을 위해 선별된 것으로 보이는데 그것은 샹까라가 『브리하다란야까 우빠니샤드 주해』에서 이 구절을 반론자의 의견으로 곧잘 인용했다는 점에서도 잘 알 수 있다. 샹까라는 "들어야만 한다, 생각되어야만 한다, 명상되어야 한다"는 구절에 대단한 중요성을 부여하고 있다. 그는 이 구절을 베단따의 관점에서 채용했지만 실천을 재구성했다. 후대의 베단따 학자들도 "들어야만 한다, 생각되어야만 한다, 명상되어야 한다"는 구절을 문·사·수聞·思·修, śravaṇa-manana-nididhyāsana의 과정으로 탁월한 지위를 부여하고 있다. 샹까라가 "들어야만 한다, 생각되어야만 한다, 명상되어야 한다"는 이 구절을 '요가에 대한 천계서의 설명으로 간주했다는 것'은 요가 수련이 그

---

* BSBh. 2.1.3 : samyagdarśanābhyupāyo hi yogo vede vihitaḥ śrotavyo mantavyo nididhyāsitavya iti | trirunnataṃ sthāpya samaṃ śarīram ity ādinā cāsanādikalpanāpuraḥ saraṃ bahuprapañca yogividhānaṃ śvetāśvataropaniṣadi dṛśyate| liṅgāni ca vaidikāni yogaviṣayāṇi sahastraśa upalabhyante tāṃ yogam iti manyante sthirām indriyadhāraṇam iti vidyām etāṃ yogavidhiṃ ca kṛtsnam iti caivam ādini | "왜냐하면 베다에서 [다음과 같이] 요가가 참된 앎의 수단으로 말해졌기 때문이다. '들어야만 한다, 숙고해야만 한다. 굳게 명상되어야 한다.' (BU. 2.4.5.) 그리고 쉬웨따쉬와따라 우빠니샤드 등에서는 '세 부분(허리, 가슴, 목)과 함께 몸을 곧게 세운 후에' (ŚvU. 2.8)라는 등등으로 좌법(체위, āsana) 등 요가에 대한 다양한 설명이 발견되기 때문이다. 그리고 '사람들은 감관을 확고하게 통제하는 것을 (indriyadhāraṇam) 요가라고 생각한다'와 같이 베다에서는 요가에 대한 수천 가지의 증표가 발견되기 때문이다."

의 불이론 베단따의 필수 요소라는 것을 보여준다.

『브라흐마경』 2.1.3에서 요가 수련의 중요성이 문제시된 것은 아니지만 샹까라는 요가 수행의 적용 한계에 대해서도 논의한다. 일단 샹까라는, 요가가 결코 해탈의 수단이 될 수 없다는 것을 명시한다. 물론 샹까라는, 요가가 해탈이 수단이 될 수 없다는 자신의 주장이 '인간의 최고 목적은 요가를 통해 성취될 수 있다' 와 같은 일반적인 견해와 모순된다는 것을 인정한다.[48] 더욱이 샹까라는 "이것은 상캬와 요가에 의해서 획득되며 …… [요가에 의해서] 모든 속박으로부터 자유롭게 된다"[49]와 같이 '요가를 통해 인간의 목적을 성취할 수 있다' 는 일반적인 견해를 지지하는 천계 성구도 『브라흐마경』 2.1.3에서 인용하고 있다. 하지만 샹까라는 『쉬웨따쉬와따라 우빠니샤드』 6.13에서의 상캬와 요가라는 단어가 '상캬와 요가의 특별한 사상' 을 언급하는 것이 아니라고 주장한다. 그는 이 구절에서의 '상캬' 라는 단어를 베다적 지혜로 파악하고 또 '요가' 라는 단어가 명상을 지칭할 뿐이라고 파악한다. 샹까라가 이러한 해석을 정당화시킬 수 있는 방법은 여러 가지가 있었겠지만 그는 이것에 대해 상세히 설명하지 않았다.[50] 그 대신 샹까라가 주

---

48) BSBh. 2.1.3 : sāmkhyayogau hi paramapuruṣārthasādhanatvena loke prakhyātau …… "왜냐하면 비록 세상에서는 인간의 최고 목표를 달성하는 수단을 상캬와 요가라고 말하지만 ……."

49) BSBh. 2.1.3 : sāṃkhyayogābhipannaṃ …… mucyate sarvapāśaiḥ ŚvU. 6.13. 한편, 여기서 흥미로운 점은 샹까라는 『쉬웨따쉬와따라 우빠니샤드』를 천계서로 간주했다는 점이다.

50) 샹까라는, 두 단어가 인접해 있기 때문에 '상캬' 와 '요가' 를 각각 '[베다의] 지혜', '명상' 으로 이해해야 한다고 말하는데 그치고 있다. BSBh. 2.1.3 : vaidikam eva tatra jñānaṃ dhyānaṃ ca sāṃkhyayogaśabdābhyām abhilapyate pratyāsatter ity avagantavyam.
이와 같은 샹까라의 생각은 자신이 『바가와드 기따 주해』 2.39, 5.5에서 밝힌 생각과 같은 맥락이다. 샹까라는 『바가와드 기따』가 상캬와 요가를 언급할 경우, 두 단어는 각각 지혜와 실천을 암시하는 것이지 상캬와 요가의

로 논의했던 것은 '요가의 길과 상캬의 지혜' 가 베다(천계서 : 역주)에 근거한 가르침이 아니라는 것이고 따라서 상캬와 요가가 최고의 목표로 이끌 수 없다는 것이다.[51] 천계서는 절대적인 것이고 반면 전승서는 천계서와 모순되지 않은 한 부차적으로 인정될 수 있다는 샹까라의 입장에서 비추어 보면, 베다와 모순되는 상캬의 지혜를 샹까라가 포기했던 것은 오히려 당연하다 할 수 있다. 하지만 요가의 경우엔 약간 다르다.[*] 요가는 지혜의 일종(상캬에 의거한 형이상학 체계 : 역주)이 아니라 오히려 수련 활동의 일종이고 특히 명상은 더 그렇다. 이 이유에서 샹까라는 요가를 베단따에 무사히 종속시킬 수 있었고 또 그 반대로 요가 수행법은 불이론 학도에게 '실재에 대한 지혜가 오직 베단따(우빠니샤드 : 역주)의 말씀으로부터 생겨난다'[52]는 인식을 제공하면서 존속하였다.

불이론의 철학을 확립시키기 위해 천계서에 대한 주석 작업을 계속하기로 결심한 이상, 분명 샹까라에게 요가는 큰 가치를 지닌 것이 아니다. 그럼에도 불구하고 반드시 염두에 두어야 할 것은 샹까라가 단순히 형이상학자나 해석학자로 한정되지 않는다는 점이다. 그는 해탈의 방법을 제시하는데 헌신했던 스승이기도 하다. 스승으로서 그의 최대 관심사 중 하나는 학생들에게 심오한 심리적 변혁을 일으키는 것이

사상을 언급하는 것이 아니다' 고 주장한다:
한편, 에저턴Franklin Edgerton은 『바가와드 기따』와 같은 초기 문헌에서 '상캬' 는 '지혜의 길' 을 의미하고 '요가' 는 '수련 활동' 을 의미한다고 말한다. 이 점에 대해서는 Edgerton 1924, p. 6을 참조.

51) BSBh. 2.1.3 : nirākaraṇaṃ tu na sāṃkhyajñānena vedanirapekṣeṇa yogamārgeṇa vā niḥśreyasam adhigamyata iti.

* 샹까라는 『브라흐마경 주해』 2.1.3에서 요가를 분명하게 비판하고 있지만 샹까라가 비판한 요가는 사실상, '세계의 질료인으로서의 승인勝因, pradhāna 을 인정하는 요가' 또는 '요가의 가르침 중 승인, 이원론' 이라는 형이상학에 대한 비판에 한정될 뿐 '요가 전체' 혹은 '요가 수행의 가치 자체' 를 비판했던 것은 아니다.

52) BSBh. 2.1.3 : tattvajñānaṃ tu vedāntavākyebhya eva bhavati.

다. 바로 이 점에서 요가는 샹까라의 철학에서 중요한 역할을 담당하고 있다.

샹까라는 육체적·심리적 변혁 수단으로서 요가 수련이 유용하다는 점을 받아들인다. 비록 샹까라가 신체적 훈련법에 대해서 논의했던 것은 아니지만 그는 '요가수행자가 성취한 몇 가지 주목할 만한 위업'을 강조한 바 있다. 그는 요가수행자가 원자原子와 같이 몸을 축소할 수 있는 초능력을 획득할 수 있다고 주장했고[53] 또 완성된 요가수행자가 동시에 여러 신체에 들어갈 수 있으며[54] 또 심지어 그들이 과거와 미래에 대한 천안통을 지닐 수도 있다[55]고 주장했다. 샹까라는 이와 같은 초능력들이 분명히 존재하는 것처럼 묘사한다. 하지만 샹까라는 이와 같은 자신의 주장을 증명하기 위해 경험적인 증거를 제시하기 보다는 초능력을 언급하는 천계서를 거론하는 것으로 만족한다. 그는 '요가의 위대함mahātmya이 권위 있는 전승서와 천계서에서 지지되고 있기 때문에 그것을 부정하는 것은 불가능하다' 고 말한다.[56]

---

53) BSBh. 1.3.3 : yogo 'py aṇimādy aiśvaryaprāptiphalaḥ. "요가 역시 축소술 등의 신통력초능력이라는 결과를 획득할 수 있다."; 또한 MKBh. 4.9를 참조.

54) BSBh. 1.3.27 : …… prāptāṇimādyaiśvaryāṇām yoginām api yugapad anekaśarīrayogam darśayati. "축소술 등등의 신통력초능력을 획득한 요가수행자들 역시 동시에 여러 신체로 들어갈 수 있다는 것을 [천계서에서] 알 수 있다."

55) BSBh. 1.1.5 : …… yoginām apy atītānāgataviṣayam pratyakṣam jñānam icchanti yogaśāstravidaḥ. "요가수행자들도 그 은총에 의해 과거와 미래의 것을 직접적으로 알 수 있다고 요가경전에 정통한 사람은 말했다.

56) BSBh. 1.3.33 : api ca smaranti — 'svādhyāyād iṣṭadevatā samprayogaḥ' YS. 2.44 ity ādi | yogo 'py aṇimādyaiśvaryarprāptiphalaḥ smaryamāṇo na śakyate sāhasamātreṇa pratyākhyātum | śrutiś ca yogamāhātmyam prakhyāpayati ……. "또한 '독송을 통해서 [자신이] 희망한 신적 존재devatā와 만날 수 있다' YS.2.44와 같은 종류의 말이 전승서에서 전해지기 때문이다. 그리고 요가 역시 [수행의]의 결과로 축소술 따위의 신통력초능력을 갖는

샹까라의 논의에서 육체적인 것과 심리적인 것을 나눌 수 있는 확정적인 경계는 발견되지 않는다. 하지만 그는 요가의 힘yogabala을 '정신 활동을 통제하는 것'과 더 밀접히 관련시키는 경향이 있다. 『바가와드 기따 주해』 8.10에서 샹까라는 요가의 힘을 정의한 후 이 힘이 전개되는 방식을 다음과 같이 묘사한다. "요가의 힘은, 삼매에서 생겨난 '정신적인 흔적mental impressions'(삼매의 잠세력 : 역주)의 축적을 통해 생겨난 '마음의 확고함'을 특징으로 한다."[57]

샹까라에 따르면 이와 같은 변혁을 시작케 하는 촉매는 삼매, 즉 '명상 속에서 완벽하게 몰입된 상태'이다. 삼매는 일련의 '잠세력들samskāra-s[58]'을 형성한다. 바로 이 삼매가 남긴 잠세력이 충분히 축적될 때 '절대적인 안정성'이 일어난다. 이와 같이 샹까라가 '요가의 힘이 전개되는 과정'을 간략히 묘사했다는 것은 그가 '이 주제를 보다 충분하고 정교하게 논의하는 『요가경』'과 같은 자료를 잘 알고 있었던 것으로 추정된다. 『요가경』에 따르면 모든 행위는 선 혹은 악이라는 특성을 지닌 잔존물 혹은 퇴적물āśaya을 남긴다.[59] 무명無明과 같은 번뇌들이 있을 때 업業의 잠재적 퇴적물은 마치 씨앗처럼 자라나 과보果報를 맺는다. 과보의 종류는 세 가지인데, 잠재적 퇴적물이 '한 개인의 출생 성분jāti', '그가 감수해야 할 다양한 경험bhoga' 그리고 '수명āyur의 길이'

것으로 전승서에 알려져 있으므로 단순하게 부정될 수 있는 것이 아니다. 뿐만 아니라 천계서도 요가의 위대함을 다음과 같이 말하고 있다. ……"

57) BGBh. 8.10 : yogabalaṃ samādhijasaṃskārapracayajanitacittasthairyalakṣaṇam.
"요가의 힘은, 삼매에서 생겨난 잠세력을 축적함으로써 발생한 마음의 안정을 특정으로 한다."
＊ 이 내용은 아래의 각주 62에 인용된 내용과 상당히 유사하다.

58) 제임스 우즈James Haughton Woods는 상스까라saṃskāra를 '잠재적 인상subliminal impression'으로 번역하였다. Woods 1977, p. 41.

59) YS. 2.14. : te hlādaparitāpaphalāḥ puṇyāpuṇyahetutvāt. "그것들은 선과 악이라는 원인을 가지고 있으므로 즐거움과 고통이라는 결과를 가진다."

라는 과보를 결정한다.[60] 여기서 또 한 가지 언급되어야 할 것은 잠세
력samskāra과 훈습vāsanā이라는 두 개의 '씨앗'이다. 양자는 '모든 생각
과 행위에 이어서 생성된 심리적인 인상을 나타내는 것'과 밀접히 관
련된다.[61] 삼매에서 생겨난 잠세력들samskāra-s은 '산란한 마음 활동으로
이미 발생한 잠세력samskāra-s'이 더 이상 축적되지 않게끔 방해하는 것
이다.[62] 이와 같은 방식으로 산란한 마음 활동은 점차적으로 끝나게 되
고 마음은 고요하게 흐르는 강물처럼 안정된다.[63]

삼매 상태에서 고요한 흐름을 유지할 때 마음은 '한 지점으로 집중
ekāgratā'하게 된다.[64] 바로 이 한 지점에 대한 집중은 샹까라가 암시했던
놀라운 육체적 · 심리적 변화를 일으킬 가능성을 지닌다. 물론 초인간

---

60) YS. 2.13 : sati mūle tadvipāko jātyāyurbhogāḥ. '[번뇌라는] 뿌리가 존재한
다면 그것의 업보로 출생, 수명, 향수가 있다."

61) YSBh. 4.9를 참조. 코엘만Gaspar Koelman은 '상스까라samskāra'를 '행위의 물
리적 자취'를 의미하는 것으로 파악하고 '바사나vāsanā'를 "심리적인 잠재
인상"으로 언급한다. 이 점에 대해서는 Koelman 1970, p. 50의 각주를 참조.

62) YSBh. 1.50 : samādhiprajñāprabhavaḥ samskāro vyutthānasamskārāśayam
bādhate. "'삼매의 지혜'에서 발생한 잠세력은, '잠든 잠세력이 일어나는
것'을 차단한다."
* 『요가경』에 따르면 잠세력은 두 종류가 있는데 하나는 마음 작용cittavṛtti
이 남긴 잠세력이고 다른 하나는 삼매혜samādhiprajñā가 남긴 잠세력이다. 전
자는 삼매혜가 남긴 잠세력에 의해서 소멸된다.
YS. 1.50 : tajjaḥ samskāro 'nyasamskārapratibandhī. "그것(삼매)에서 생겨난
잠세력은 다른 잠세력을 억제한다."
YS. 1.51 : tasyāpi nirodhe sarvanirodhān nirbījaḥ samādhiḥ. "그것(억제하는
잠세력)마저도 지멸될 때 모든 것이 지멸되므로 종자없는 삼매(無種子三昧)가
[실현된다]."

63) YS. 3.10 : tasya praśāntavāhitā samskārāt. "[삼매가 남긴] 잠세력 덕분에 [마
음은] 고요하게 흐른다."

64) YS. 3.11 : sarvārthataikāgratayoḥ kṣayodayau cittasya samādhipariṇāmaḥ.
"마음은 모든 대상을 취하려는 것(산란한 마음)과 한 대상에 대한 집중이란 것
이 있는데 [전자가] 소멸하고 [후자가] 일어나는 것이 삼매 전변이다."

적 위업이 성취되는 정확한 과정은 설명되지 않는다. 하지만 기초가 되는 전제들은 꽤 명료하다. 그 이유는 명상가는 그가 집중한 대상의 본질을 취하는 것으로 믿어졌기 때문이다. 뷔야사는 이 점에 대해서 다음과 같이 설명한다. "코끼리의 힘을 명상할 경우, 그는 코끼리의 힘을 얻으며 …… 바람을 명상함으로써 그는 바람의 능력을 얻는다."[65] 샹까라는 이 견해를 전적으로 지지한다. 그는 이러한 결과를 설명하기 위해서 "누구든지 그를 명상하는 자는, 실로 [자신이 명상하는 바로] 그 존재가 된다"라는 게송을 즐겨 인용했다.[66]

『요가경 주해』 1.41에서 뷔야사는 마음이 변질하는 성향을 수정의 힘이라는 비유로 설명한다. 어떤 대상이 수정 가까이에 놓여 있을 때 수정은 그 사물의 고유한 형태와 색깔에 착색된다. 그와 같이 마음도 그 명상의 대상에 의해 착색된다. 삼매에 든 상태에서 마음은 그 대상과 동일한 형태를 취한다.[67] 여기서 주목할 수 있는 것은 『요가경 주해 비와라나Yogasūtrabhāṣyavivaraṇa』의 저자도 지각 작용을 설명하기 위해서 뷔야사와 동일한 사고방식을 채용했다는 점이다. 『요가경 주해 비와라나』 1.7에서 주석가는 어떻게 마음이 외계 대상에 의해 착색되는지를 설명한다. 마음이 감관이라는 통로를 매개로 해서 대상과 접촉할 때 마음은 대상의 형태를 취하고 바로 이 상호 작용의 결과로 마음은 마

"마음은 모든 대상을 취하려는 것(산란한 마음)과 한 대상에 대한 집중이란 것이 있는데 [전자가] 소멸하고 [후자가] 일어나는 것이 삼매 전변이다."

65) YS. 3.24. 여기서 명상을 지칭하는 것은 총제saṃyama인데 이것은 총지 dhāraṇā, 선정dhyāna, 삼매samādhi를 포함한 명상의 과정을 의미한다. 이 점에 대해서는 YS.3.4 "trayam ekatra saṃyamaḥ" 참조.

66) BSBh. 1.1.11 : tam yathā yathopāsate tad eva bhavati.
그 외에 BSBh. 3.4.52; 4.3.15; ChUBh. 1.3.16 등을 참조.

67) YSBh. 1.41 : yathā sphaṭika upāśrayabhedāt tat tadrūpoparakta upāśrayar ūpākāreṇa nirbhāsate, tathā grāhyālambanoparaktaṃ cittaṃ grāhyasamāpa- nnaṃ grāhyasvarūpākāreṇa nirbhāsate.

치 도장이 찍히듯 인상을 받는다.[68] '착색' 의 과정은 '삼매의 몰입성'
과 정반대되는 것이다. 명상에 들었을 때는 심지어 감각적인 자극을
받을지라도 마음은 더 이상 대상으로 흐르지 않는다(착색되지 않는다 : 역
주). 그래서 그 전에는 외부로 흩어졌던 모든 에너지들이 이제는 모두
보호되고 보존된다. 아마도 삼매의 강렬한 집중 속에서 이와 같은 에
너지가 한 지점에 집중될 때 초자연적인 힘이 생겨날 것이다.

　　물론 샹까라의 경우, 이러한 초능력은 그가 얻고자 갈구했던 어떤
것이 아니다. 하지만 초능력은 '스승과 천계서로부터 배웠던 진리' 를
입증하는 것으로서의 가치가 있다. 뷔야사는 이 개념의 토대를 『요가
경 주해』 1.35에서 제시하는데 그는 '코끝에 집중함으로써 요가 수행
자는 신의 향기를 느낄 수 있다' 고 말한 후 이러한 종류의 경험들이
학생들에게는 가르침의 타당성을 증명하는 직접적인 앎을 제공한다고
언급한다. 그는 계속에서 요점을 말한다.

　　이 경우, [경전 등에서] 가르친 어떤 것에 대한 일부분적인 것이라도 직접적으로
지각한다면 해탈을 포함한 미세한 대상에 대해서조차도 [직접적으로 지각할 수 있
다는] 확신을 가질 수 있다. 바로 이것을 위해서 마음의 수련을 가르친 것이다.[69]

　　샹까라는 『바가와드 기따 주해』 16.1에서 요가를 "감관 등의 철수를
통해서 한 지점에 집중함으로써 자기 스스로를 지각하는 수단"[70]으로

---

68) YV. 1.7 : indriyam eva pranādikā dvāraṃ śabdādyākāravṛttirūpeṇa
　　pariṇāmamānasya cittasya …… bāhyavastvākāratayā pariṇamamānam
　　uparajyatel tasya tad uparāgādd hetoḥ cittasya yā mudrāpratimudrāvat.

69) YSBh. 1.35 : tatra tad upadiṣṭārthaikadeśapratyakṣatve sati sarvaṃ s
　　ūkṣmaviṣayam api ā apavargāt śraddhīyatel etad artham evedaṃ
　　cittaparikarma nirdiśyate. Leggett 1981, p. 145.

70) BGBh. 16.1 : avagatānām indriyādy upasaṃhāreṇaikāgratayā
　　svātmasaṃvedyatāpādanaṃ yogaḥ.

정의했는데, 아마도 그는 뷔야사의 『요가경 주해』를 마음에 담고 있었던 것으로 짐작된다.

『요가경』은 요가의 초능력을 장황하게 열거하고 있지만 초능력이 수행의 길에 장애가 될 것이고 따라서 궁극적으론 버려야 한다고 경고한다.[71] 이와 유사하게 『요가경』은 삼매에 대한 더 이상의 집착도 없을 때 비로소 최고의 삼매(법운삼매, dharmameghasamādhi : 역주)가 성취될 수 있다고 주장한다.[72] 바로 이와 같은 최고의 명상적 경지는 업의 퇴적물 그리고 그것을 야기하는 번뇌들을 모두 파괴한다.[73] 이렇게 될 때 절대적인 자유(독존, kaivalya), 즉 요가 수련의 목표가 성취된다.

샹까라가 요가를 해탈의 수단으로 인정하지 않았다는 것은 분명하다. 하지만 샹까라가, '요가가 업의 축적을 막는 것과 같은 부수적인

---

* 위 인용문의 바로 앞 구절은 "jñānayogavyavasthitaḥ jñānaṃ śāstrataḥ ācāryataś ca ātmādipadārthānām avagamaḥ" 이다. 두 문장을 함께 번역하면 다음과 같다. "지혜와 요가는 양립한다. 지혜는 경전과 스승을 통해 아뜨만 등에 대한 문장의 의미들을 이해하는 것이고, 요가는 '이해한 [그 문장의 의미]'를 감관 등의 철수를 통해서 한 곳에 [마음을] 집중함으로써 자신이 체득화하는 것을 목표로 한다."

71) YS. 3.37 : te samādhāv upasarga vyutthāne siddhayaḥ. "이 능력들(조명지 등과 초능력들)은 삼매에 있어서는 방해물이지만 [삼매에서 깨어난 후] 활동할 때에는 초능력이다."

　　YS. 3.51 : sthāny upanimantraṇe saṅgasmayākaraṇaṃ punar aniṣṭaprasaṅgāt. "높은 지위에 있는 자(神)에게 초대를 받을지라도 집착이나 교만이 생기지 않아야 한다. [그렇지 않으면] 불행한 일에 다시 떨어지기 때문이다."

72) YS. 4.29 : prasaṃkhyāne 'py akusīdasya sarvathā vivekakhyāter dharmameghaḥ samādhiḥ. "쁘라상캬나prasaṃkhyāna에 대해서조차 그 이상의 것을 취하지 않는 자에게는 언제나 식별지로 인해 법운삼매가 일어난다."

73) YSBh. 4.30 : tal lābhād avidyādayaḥ kleśaḥ samūlakṣaṃ kāṣitā bhavanti| kuśalākuśalāś ca karmāśayāḥ samūlaghātaṃ hatā bhavanti. "그것(법운삼매)을 획득함으로써 무명 등의 번뇌들은 뿌리채 뽑히게 되며 선하거나 악한 잠재업들도 뿌리채 파괴된다."

역할'을 담당한다는 것을 인정했다는 것은 분명하다. 그가 제자에게 제시한 빠리상캬나parisaṃkhyāna 명상도 바로 이것을 목표로 하는 것이다. 그는 빠리상캬나 명상이 '이미 생겨난 선·악의 축적'을 제거할 것이고 또 '새로운 업이 축적되는 것을 막는다'고 주장한다.[74] 하지만 샹까라는 이 특화된 명상 수련에 또 다른 용도가 있다는 것을 말하는데, 그것은 분명히 치유라는 효과이다. 샹까라는 '학식이 있음에도 불구하고 감각적 대상에 대한 지각으로 고통받는 사람에게' 빠리상캬나 명상을 처방한다.[75] 샹까라는 요가 수련이 육체적인 변혁을 일으킬 수 있는 잠재력이 있다는 것을 충분히 알고 있다. 그는 해탈에 대한 자신의 가르침에 요가의 테크닉을 끌어들임으로써 요가의 잠재력을 충분히 활용한다.

샹까라의 것으로 알려진 『요가경 주해 비와라나Yogasūtrabhāṣyavivaraṇa』에서 저자는 자신의 주석 서문에서 요가의 치유적 효과를 강조하고 있다. 먼저 그는 의학서의 주제가 질병, 질병의 원인, 질병이 치유된 건강한 상태, 치유법이라는 네 개의 범주로 구성되었다는 것을 언급하고 『요가경』도 이와 상응하는 네 개의 주제들로 구성되어 있다고 말한다. 그에 따르면 첫 번째 주제는 제거되어야 할 질병, 말하자면 고통으로 가득 찬 윤회를 제거하는 것duḥkhapracuraḥ saṃsāro heyaḥ이다. 두 번째 주제는 윤회의 원인에 대한 것인데, 윤회의 원인은 무지로 인해 '보는 자'와 '보이는 것'을 결합하는 것이다. 세 번째 주제인 건강한 상태 혹은

---

74) USG. 3.112 : mumukṣūaṃ upāttapuṇyāpuṇyakṣapaṇaparāṇām ap ūrvānupacayārthināṃ parisaṃkhyānam idam ucyate. "해탈을 추구하는 자 그리고 이미 얻은 선악의 업을 없애는데 전념하는 자 그리고 새로운 업을 축적하기를 원치 않는 자에게 이 빠리상캬나를 설명한다."

75) USG. 3.114 : tatra śabdādibhir upalabhyamānaiḥ pīḍyamāno vidvān evam parisaṃcakṣīta. "지금도 [비난하는] 말 등으로 고통을 받고 있는 현자들은 다음과 같이 빠리상캬나를 해야 한다."

치유의 바람직한 결과는 절대적인 자유ārogyasthānīyakaivalya이다. 마지막
으로 치유법 그리고 해탈의 수단은 동요하지 않는 식별지vivekakhyātir
aviplavā hānopāyaḥ이다. 이 식별지는 무명으로 야기된 '보는 자와 보이는
것의 결합'을 완벽하게 끝내는 것이다.[76]

　'고통'에 대한 동일한 치유법은 『천 가지 가르침』 산문편 제3장에서
도 똑같이 언급되고 있다.[77] 여기서 샹까라는 "사람은 더위와 추위, 칭
찬과 비난으로 인해 고통을 받게 되는 것이다"라고 '고통'을 감각적인
자극에 대한 반응과 동일시하고 있다. 하지만 누차 말했듯이 진짜 문
제는 '보는 자'와 '보이는 것'이 결합되었다는 거짓된 가정이다.* 결국
샹까라가 주장하는 것은 '지각의 대상(사물 : 역주)은 그 스스로에 대한
지식을 가질 수 없다'는 것이다. 대상은 지각하는 주체에 의해서 알려
지는 것이므로 대상은 본성상, 지각자와 다른 것이다.[78] 지각 대상은 지

---

76) 여기서 『요가경 주해 비와라나』의 저자가 논의했던 것은 대부분 『요가경』
　　2.15에 대한 뷔야사의 주석에서 끌어낸 내용이다. 하지만 『요가경 주해 비
　　와라나』의 저자는 뷔야사의 표현 중 한 가지에 대해서 놀라운 변화를 시도
　　한다. 뷔야사는 속박의 원인을 '원질과 뿌루샤의 결합pradhānapuruṣayoḥ
　　saṃyoga'로 표현하고 있지만 샹까라는 그것을 '보는 자와 보이는 것의 결합
　　draṣṭṛdṛśyasaṃyoga'으로 표현하고 있다. 이러한 표현은 『요가경』에서 표현된
　　상캬적 요소를 다소 완화시킨다.

77) 하커는 이 유사성에 주목하고 있다. Hacker 1968~69, p. 139.
　　하지만 『요가경 주해 비와라나』를 자세하고 꼼꼼히 연구했던 베츨러Albrecht
　　Wezler는 『요가경 주해 비와라나』와 『천 가지 가르침』 산문편이 일치하는
　　것을 순전히 우연이라고 주장한다. 이 점에 대해서는 Wezler 1984, pp. 289
　　~337 특히 p. 299를 참조.

* 　다른 사람의 비난 등으로 고통을 받을 때, 자기 자신이 고통을 받는다고
　　생각하지만 사실 고통을 느끼는 것(감관 등)은 자기 자신(보는 자)이 아니라
　　'보여지는 것(대상)'이다. 하지만 보통 사람은 '보는 자'와 '보이는 것'을
　　구별하지 못하고 마치 자기 자신(보는 자)이 고통을 느끼는 주체(보이는 것)로
　　착각한다.

78) USG. 3.113 : yena ca jñāyante sa jñāvṛtvād ataj jātīyaḥ. "그에 의해서 이
　　것들이 지각되므로 그는 지각 주체이고 따라서 지각되는 것(대상)과 다른

각자와 결부되는 것이 아니라 지각이라는 작용과 결부된다. 외부 대상들은 신체의 형태를 취하고 대상을 지각하는 감관은 마음의 형태를 취한다.[79] '지각하는 자'는 자아, 즉 본성상 '보는 자'이고 속박되지 않고, 변하지 않는 것drksvabhāvam asaṃsarginam avirikyam이다. 바로 이 불변의 자아가 건강한 상태, 즉 자신의 참된 본성을 의미한다.

치유법이 빠리상꺄나parisaṃkhyāna인데, 빠리상꺄나 명상은 지각되는 것(보이는 것)과 지각자(보는 자)를 구별하는 지속적인 식별의 과정을 포함한다. 명상가는 외적 대상과 감관의 상호 작용을 그저 바라 볼뿐이다. 자아가 인식의 증인이라는 것을 기억한다면, 그는 어떠한 감각적 자극이 발생할지라도 그는 그것에 초연하게 되고 또 그것과 접촉하지 않게 된다.

샹까라는 『만두꺄송 주해』와 『천 가지 가르침』 운문편 제19장에서 치유법을 소개한다. 『천 가지 가르침』 19.1에서 샹까라는, 욕망이라는 열에서 생겨난 질병을 치유하는 약으로 '지혜'와 '이욕'을 제시한다.[80] 『만두꺄송 주해』에서 질병은 이원성에 대한 지각과 동일시된다. 이 경우 치유약은 오직 지혜vidyā뿐이다. 여기서 샹까라는 '건강함'과 '자신의 본성적 상태에 머무는 것'이 관련된다는 것을 강조하는데, 양자는 '건강svasthatā'이라는 단어로 지시되었다. 이와 유사하게 『천 가지 가르침』 산문편 1.47에서 제자는 스승에게 '자신의 고통의 원인을 설명하고 또 환자가 건강을 회복하듯이' 자신의 본성을 회복하게끔 설명해주기를 요청한다. 스승은 고통의 원인을 무명avidyā이라고 답한다.

것이다."

79) USG. 3.116 : kiṃ ca ya eva bāhyaḥ śabdādayas te śarīrākāreṇa saṃsthitāḥ tadgrāhakaiś ca śrotādyākārair …… "소리 등 외부 [대상들의] 신체의 형태를 취하고 그리고 [소리를] 지각하는 귀 등을 …… "

80) USP. 19.1 : ciktisitaṃ jñānavirāgabheṣajaṃ na yāti kāmajvarasannipātajām | "근원적 욕망이라는 열병을 소멸시기 위해 '지혜'와 '이욕'이라는 약으로 치유한다면 …… "

샹까라의 "치유 체계"가 궁극적으로 목표로 하는 것은 참된 지혜로써 무명을 제거하는 것과 관련된다. 여기서 요가의 역할은 분명히 지혜를 보조하는 것이다. 그렇지만 요가는 샹까라의 치유법에 상당한 영향을 주었다. 물론 샹까라에게 많은 영향을 준 것은 『요가경』 그 자체가 아니라 『요가경』에 대한 뷔야사의 주석(『요가경 주해』)이다. 뷔야사는 해탈의 수단을 '참된 지혜samyagdarśana' 로 표현했는데, 이 용어는 샹까라의 저작 전체에서 굉장히 빈번하게 나타난다. 또한 뷔야사는 '자신의 지혜를 완성함으로써 최고의 요가가 성취된다' 는 것을 강조하고, 최고의 요가를 성취할 수 있는 세 가지 방법을 '천계서의 권위에 의해서', '추론에 의해서', '명상 수련을 애호함으로써' 로 말했다.[81] 바짜스빠띠 미쉬라Vācaspatimiśra는 『요가경 주해』에 대한 자신의 복주 『따뜨와이샤라디Tattvavaiśāradī』에서 뷔야사가 설명한 세 가지 방법이 사실상 문·사·수聞·思·修, śravaṇa-manana-nididhyāsana를 암시하는 것으로 이해한다. 『요가경 주해 비와라나』의 저자는 뷔야사의 말을 해설하면서 '세 가지로 된 베단따의 훈련법(聞·思·修)' 을 공공연하게 언급하지는 않았다. 하지만 지혜를 확립하게 해주는 세 가지 방법을 설명했다는 점에서 그는 '세 가지의 훈련법' 을 알고 있었던 것으로 보인다.

　먼저 천계서와 스승의 가르침을 따라야 하고 두 번째는 이성과 추론을 통해서 '이미 학습한 권위 있는 가르침에 대한 반론' 을 제거하고 또 가르침을 올바르게 확립하는 것과 관련된다. 세 번째는 그러므로 천계서와 추론으로 확립된 것에 대해 지속적으로 명상하기를 열망하는 것이다.[82]

---

81) YSBh. 1.48 : āgamenānumānena dhyānābhyāsarasena ca | tridhā prakalpayan prajñāṃ labhate yogam utamam. 뷔야사는 이 구절을 하나의 시구로 인용하였다.

82) YV. 1.48 Leggett 1981, p. 173 : tatraiko bhāgaḥ śāstrācāryopadiṣṭārthānusārī | dvitīyas tasyaiva yuktyānumānena vicāryāgamārthavirodhinirākaraṇapūrva-

세 가지 방법에 대해서 『요가경 주해 비와라나』의 저자는 상세하게 설명하는데 그 내용은 『브리하다란야까 우빠니샤드』 2.4.5의 ‘듣는 것·숙고하는 것·지속적인 명상śravaṇa-manana-nididhyāsa’에 대한 샹까라의 주석[83]과 놀라울 정도로 흡사하다.

치유의 방법, 혹은 더 정확히는 ‘해탈의 길’에 대한 샹까라의 가장 광범위한 설명은 『천 가지 가르침』 산문편에서 발견된다. 그는 산문편 첫 장에서 자신의 방법론에 대한 간략하게 개괄한다. 우선 첫째로 학생은 브라흐만과 아뜨만의 동일성을 설명하는 천계서의 문장을 배워야 한다. 이 문장들은 최고의 브라흐만을 지시하는 것들이어야 한다. 천계서와 일치할 경우엔 전승서의 문구도 활용될 수 있다. 일단 제자가 천계서의 가르침을 파악한다면 스승은 “그대는 누구인가”라고 물어야 한다. 만약 제자가 자신을 ‘자아가 아닌 다른 것’(예를 들면 신체, 감관 등 : 역주)과 동일시한다면 스승은 그에게 “사랑하는 이여, 그대는 최고의 자아에 대해 배웠던 것을 기억해야만 한다”[84]라고 말해야 한다. 여기서 샹까라가 간략하게 묘사한 과정은 당연히 문·사·수라는 세 가지 훈련에 의거해서 만들어진 것이다. 『천 가지 가르침』 중 산문편 세 장 역시 문·사·수를 각각 하나씩 상세히 설명하는 것으로 할애되어 있다. 제1장은 대부분 천계서로부터의 인용으로 채워져 있다. 제1장에서 샹

---

kaṃ tat samyagupapādam aparaḥ | tritīyas tu sadāgamānumānasamyagup-
apannārthālambanasya pratyayasyānuśīlanaṃ rasopayogī.

83) BUBh. 2.4.5 : śrotavyaḥ pūrvam ācāryata āgamataś ca | paścān mantavyas tarkataḥ | tato nididhyāsitavyo niścayena dhyātavyaḥ …… yadaikatvam etāny upagatānī tadā samyagdarśanaṃ brahmaikatvaviṣayaṃ prasīdati, nānyathā śravaṇamātreṇa | “먼저 스승으로부터 성전을 들어야만 한다. 그 후에는 이성적으로 숙고해야만 한다. 그리고서 굳건하게 ‘지속적인 명상’을 해야 한다. 즉, 명상해야만 한다. 이 세 가지(듣고, 숙고하고 명상하기)가 결합될 때 브라흐만의 유일성에 대한 참된 지혜가 성취된다. [천계서를] 듣는 것만으로는 불가능하다.”

84) USG. 1.17 : smartum arhasi somya, paramatmānam …… śrāvito 'si.

까라가 취하는 방식은 천계 성구들을 제시하는 것 아니, 더 정확히는 "듣게"하는 것이다. 산문편 제2장에서는 천계서가 인용되지 않는다. 그 대신, 분명히 한 단계 진보한 제자가 '자신을 자아에 대한 앎으로 이끌 어 주는 스승과의 이성적 토론'에 열중하는 내용으로 구성되어 있다. 마지막 제3장은 오직 빠리상캬나parisaṃkhyāna 명상에 대한 설명으로 채 워져 있다. 여기서 학생은, 어떻게 그가 자아에 대한 끊임없는 기억을 유지하는지를 보여준다.

지금까지 해탈에 대한 샹까라의 가르침을 고찰한 결과 일반적인 통 설과 달리 불이론이 요가에 적대적이지 않다는 것을 알 수 있다. 그 반 대로 샹까라의 베단따에서 요가는 중요한 역할을 수행하는 것으로 판 단된다. 샹까라는 빠딴잘라 요가Pātañjalayoga를 하나의 독립된 다르샤나 darśana[85])로 간주했던 것으로 보이지만 그렇다고 해서 그가 요가 수련을 『요가경』만의 독점 영역으로 간주했던 것은 아니다. 사실, 샹까라가 빠 딴잘라 요가를 비판했던 이유는 두 가지뿐이다. 첫 번째의 비판은 『요 가경』의 내용 중에서 이원론적 형이상학을 반영하고 있는 부분에 대한 것이다. 두 번째는 '요가가 해탈의 수단이라는 주장'을 거부하는 것이 다. 두 번째 비판은 사실 첫 번째 비판과 밀접히 관련되는데 그 이유는 『요가경』에서 설명된 이원론이 '샹까라가 일원론으로 해석했던 천계 서의 가르침'과 직접적으로 대립하기 때문이다. 다시 말해서 이원론에 의거한 방법론은 최고의 진리, 다시 말해서 '샹까라가 불이不二로 정의 했던 일원론적 진리'로 이끌 수 없기 때문이다. 물론 샹까라는 요가 수 행법의 가치를 인정하지만 그것을 '지혜의 길'에 종속시킨다.

---

85) 다르샤나darśana의 문자적 원미는 '관점'이다. 이 단어는 어떤 철학파를 지 시하기 보다는 특별한 관점, '일반적으로 권위 있는 경sūtra과 결부된 다소 통일된 사상의 몸체'를 의미한다.

샹까라는 해탈에 대한 자신의 가르침을 명확히 하기 위해 곧잘 요가의 심리학을 이용했다. 요가 사상 특히 뷔아사에 의해 해석된 요가 사상은 샹까라의 작품에 다방면으로 영향을 주었다. 이 중에서 가장 주목할 만한 사례는 '지각에 대한 그의 이해' 그리고 '무명을 극복되어야 할 근본적인 장애로 인정하는 것' 그리고 마지막으로는 '자아 개념을 빛으로 묘사한 것'이다. 사다난다Sadānanda의 『베단따 정요 Vedāntasūtra』와 같이 요가의 영향이 현저하고 더 한층 혼합적인 불이론 문헌이 하루아침에 새롭게 나왔던 것은 결코 아니다. 그 보다 훨씬 이전에 샹까라와 가우다빠다가 요가와 불이론을 조화시키기 위한 토대를 놓았기 때문에 가능했던 것이다.

샹까라에 대한 이 간략한 연구를 통해 그의 작품의 본질을 흐리게 하는 좀 모호하고 오해된 개념을 제거하려고 했다. 그 결과 샹까라의 사상적 범위가 '범주화된 철학적 정의'로 한정할 수 없다는 것을 알 수 있었다. 샹까라는 단순히 철학자 혹은 형이상학을 갖춘 어떤 학파의 창시자로만 간주될 수 없다. 본서는 '스승으로서의 샹까라'에 초점을 두고 그 역할을 밝혔지만 이것 역시 한 측면일 뿐이다. 형이상학자로서, 스승으로서, 해석학자로, 신화적 영웅으로서 그리고 특별하게는 요가 수행자로서의 샹까라에 대해 연구할 과제는 산재해 있다. 본 연구가 추후 행해질 연구를 떠올리게 했으면 한다.

근래, 요가가 널리 소개되고 보급되면서 인도철학의 요가관, 명상의 역할, 요가의 철학적 배경 등에 대한 관심도 자연스럽게 증폭되었다. 인도철학의 요가관과 관련된 흥미로운 주제 중 하나가 본서에서 다룬 '불이론 베단따Advaita Vedānta 철학과 요가의 관계'이다. 이 주제는 샹까라의 형이상학을 포함한 전문적인 내용도 담고 있지만 요가의 수행론적 목표를 거시적으로 조망하게 해 줄 뿐만 아니라 중세 이후 요가의 형성과 이론적 배경, 나아가 현대 요가의 의의와 한계와 같은 흥미로운 담론의 뼈대를 제공한다는 점에서 학자들이 선결해야 할 주제이기도 하다. 또한 빠딴잘라 요가Pātañjalayoga를 포함한 다양한 요가 전통이 불이론 철학에서 어떻게 수용되고 변용되어 그 이후의 요가를 잉태시켰는지는 흥미로운 주제이기도 하다.

학계에서, 불이론 베단따 철학에서 요가의 위상과 역할에 대해서는 두 가지 관점이 병존한다. 첫 번째는 불이론 철학이 요가를 수용하고 필수 요소로 활용했다는 것이고, 두 번째는 요가를 비판하고 배척했다는 것이다.

샹까라의 불이론이 요가의 수행법을 수용했다는 견해는 주로, 갸냐 요가jñānayoga의 마지막 지분이 '지속적인 명상nididhyāsana' 이라는 점에서 그리고 불이론 문헌이 무분별삼매nirvikalpasamādhi에 높은 가치를 부여했다는 점 등에 근거한다. 대체적으로 인도의 학자들은 불이론과 요가의 친화성을 인정하거나 혹은 요가를 필수 요소로 간주하려는 경향이 강하다. 예를 들어 라다끄리쉬난는 그의 『주요 우빠니샤드들』1973, p. 100에서 "아뜨만은 논리적 추론에 의해서가 아니라, 내면의 요가adhyātmayoga에 의해서 보여져야 한다"는 『까타 우빠니샤드』를 인용하며 불이론 베단따가 명상 수행을 중요시할 수밖에 없는 당위성을 지적한다. 또한 그는 『인도철학사』vol. II, p. 616에서, 샹까라가 사용한 용어 '상라드하나saṃrādhana' 가 '외적인 대상으로부터 감관을 철수시켜 자신의 본성(=아뜨만, 브라흐만)에 마음을 집중한다는 의미를 담고 있다' 는 점에서 샹까라가 요가의 수행을 받아들였다고 말한다. 라다끄리쉬난이 제시하는 근거는 "샹까라가 saṃrādhana의 의미를 '고양된 명상 속에서 자기 자신의 존재가 용해되는 것' 으로 말했다"vol. II, p. 511는 점 등이다.

하지만 학계에서 정설로 통용되는 것은 '샹까라가 요가에 적대적이고 또 요가를 거부했다' 는 것이다. 이것은, 샹까라가 『브라흐마경 주해』 2.1.3에서 요가를 비판했을 뿐만 아니라 요가를 해탈의 수단으로 인정할 수 없다는 샹까라의 단언에 근거한 것이다.

13~15세기 전후부터 하타요가가 널리 보급되었고 불이론은, 심지어 '철저히 비판하고자 했던 상캬 사상' 까지 포괄하거나 절충했으므로 이미 천계서우빠니샤드에 천명된 요가의 가르침이나 당대에 유력했던 요가 전통이 불이론 철학에 유입된 것은 오히려 당연하다고 할 수 있다. 문제는, 요가를 수용한 후대 불이론의 입장이 아니라 8세기 인물인 샹까

라의 요가관이다. 샹까라와 요가의 친연성을 주장하는 학자들은 대체로 후대에 전개된(혹은 발전된) 불이론 철학 다시 말해서 '요가를 수용한 후대의 불이론 철학' 과 샹까라의 철학을 동일시하는 경향이 강했다. 이러한 경향은 '후대 전개된(혹은 발전된) 불이론 사상을 샹까라에 귀속시킨 것' 에 기인하는 것으로 판단되는데, 이러한 귀속이 가능했던 것은 후대에 작성된 위작僞作, 다시 말해서 '요가적 명상을 담고 있는 후대의 위작 문헌' 을 무비판적으로 샹까라의 것으로 귀속시켰기 때문이다. 이 점에서 부언하자면, 베이더가 제1장에서 샹까라에 대한 연구 방법론을 검토했던 것은 비록 논지와 직접적으로 관련된 것은 아니지만 연구 과제와 방향을 점검하는데 필수적이라 할 수 있다.

베이더 역시 '샹까라가 요가를 배척하고 또 요가를 해탈의 수단으로 인정하지 않았다' 는 학계의 정설을 수용한다. 하지만 분명한 사실 그리고 대단히 흥미로운 요소는, 샹까라가 요가의 가치를 나름대로 인정했을 뿐만 아니라 요가적 개념을 폭넓게 활용했다는 점이다. 이 점에서, '비록 샹까라가 빠딴잘라 요가를 비판했던 것은 사실이지만 그럼에도 불구하고 샹까라가 요가 개념을 활용하면서 자신의 불이론 체계를 세웠다' 는 것을 입증하고자 하는 베이더의 연구는 주목받아야 마땅할 것으로 판단된다.

베이더의 결론은, 샹까라의 불이론에서 요가는 해탈로 이끄는 직접적인 수단이 아니라 보조적, 부수적 역할을 할 뿐이라는 것이다. 하지만 이와 같은 베이더의 입장은 '샹까라가 요가를 비판했고 따라서 요가의 가치를 인정하지 않았다' 는 단순한 시각과 구별된다. 샹까라의 형이상학에서 요가는 부수적인 역할을 담당할 뿐이지만 교사, 스승으로서의 샹까라는 '제자들을 자각시키기 위해' 요가를 활용했다는 것이 베이더의 요지이다. 베이더의 연구는 '샹까라가 요가에 적대적이었다'

는 학계의 정설을 수정할 수 있다는 점에서 향후 논의의 기틀을 마련해 주고 있다. 베이더의 독창적인 연구에서 한 가지 아쉬운 것은 여타의 학자들과 마찬가지로 '샹까라가 비판했던 상캬적 요가'와 '전통적인 요가'를 엄격하게 구별하지 않았다는 점이다. 빠딴잘라 요가를 비판했다는 이유만으로 샹까라가 요가 전체를 부정했다고 보는 것은 비약이 될 것이다. 그 이유는 베이더의 논의대로, 샹까라가 빠딴잘라 요가의 비非 상캬적 요가 개념을 수용할 뿐만 아니라 전통적인 요가의 가르침을 폭넓게 활용하고 있기 때문이다. 이 점에서, 샹까라가 『브라흐마경 주해』 2.1.3에서 요가를 비판하고자 했던 의도와 요점을 재검토할 필요가 있을 것이다.

요가 비판에 대한 샹까라의 논리는 '상캬학파의 승인(근본원질)'이 천계서에서 지지되지 않을 뿐만 아니라 논리적으로도 성립될 수 없는 것이므로 따라서 승인을 인정하는 요가학파 역시 자동적으로 비판된다는 것이다. 이 점에서 샹까라의 요가 비판이란 사실 '샹까라가 틈만 나면 비판하고자 했던 상캬'에 대한 비판이지 요가 자체에 대한 비판으로 간주될 수 있을지는 의문이다. 왜냐하면 샹까라가 부정하고 비판했던 바로 그 요가는 이른바, 현대인이 알고 있는 '빠딴잘라 요가' 또는 '요가수행법'이기보다는 '상캬의 일종', 말하자면 상캬적 요가로 파악되기 때문이다. 이 점에서 부언하자면 『브라흐마경』의 요가라는 용어가 니야야Nyāya, 바이세시까Vaiśeṣika의 견해를 지시하는 것이지 빠딴잘라 요가Pātañjalayoga의 요가를 의미하는 것이 아니고' 따라서 샹까라가 『브라흐마경』의 요가라는 단어를 잘못 이해했을 수도 있다는 브롱코스트Bronkhorst, 1981, p. 316의 논의도 하나의 연구 과제라 할 수 있을 것이다.

또 한 가지 염두에 두어야 할 것은 빠딴잘라 요가Pātanjalayoga의 권위나 영향력, 철학적 의의는 결코 평가 절하될 수 없지만 그럼에도 불구하고 빠딴잘라 요가가 '베다 이래로 전수된 모든 요가를 통합한 요가 체계'가 아니라는 것이다. 오히려 '마음 활동의 지멸'을 강조했던 빠딴잘라 요가가, 장구한 요가사에서 가장 혁신적이고도 이례적인 지류였을 수도 있다. 『띠루만띠람』, 『요가야갸왈꺄』, 『요가와시스타』를 비롯한 구전 전통의 요가는 빠딴잘라 요가의 성립이나 흥망과 전혀 무관하게 스승에서 제자로 전수되어 중세에 고락샤나타 계열의 인체 연금술적 요가로 만개했을 가능성이 더 높다.

더욱이 샹까라가 빠딴잘라 수뜨라Pātañjalasūtra를 『요가경Yogasūtra』으로 명명했던 것이 아니라 요가샤스뜨라yogaśāstra로 부르고 또 그가 다수의 요가샤스뜨라를 알고 있었지만 특정 요가샤스뜨라에만 권위를 부여한 것이 아니라는 것에도 유의해야 할 것이다. 또한, 본서에서 다룬 것은 아니지만, 샹까라의 저작에서 꿈브하까kumbhaka, Gbh. 4.29, 쁘라나야야마 prāṇāyāma, Gbh. 4.29, 수슘나suṣumnā, TUbh. 1.6.2, PUbh. 3.7, 72,000개의 나디 nādyaḥ …… dvāsaptatiḥ sahasrāi. BUbh. 2.1.19 등 하타요가의 핵심 용어들이 정의되었다는 점이다. 이것은 9∼12세기의 여명기를 거쳐 15세기에 만개한 하타요가의 수행법이 샹까라 이전부터 빠딴잘라 요가와 별개의 전통으로 전수되고 있었다는 것을 암시하고 샹까라도 다양한 요가 전통을 알고 있었다는 것을 암시한다.

샹까라가 다수의 요가 전통을 알고 있었지만 그 중에서 유독 '빠딴잘라 요가'만을 꼬집어서 비판했던 것은 빠딴잘라 요가가 상캬적 요소를 담고 있기 때문으로 보인다. 샹까라의 요가 비판은 '요가 전체' 혹은 '요가 그 자체'에 대한 비판이 아니라 '상캬적 요가', 더 정확히는 상캬에 대한 비판이라 할 수 있고 이 점에서 샹까라가 '빠딴잘라의 상캬적 요가'를 비판했다고 해서 요가 전체가 부정되었다고는 볼 수 없을 것이다. 그 반대로 '하기下氣 성향의 아빠나', '꿈브하까' 등 12세기 이후 하타요가 문헌에 갑자기 등장하는 개념들의 문헌적 공백이 샹까라의 작품에서 메워지고 있다.

더욱이 베이더의 주장대로 천계서(까타, 쉬웨따쉬와따라, 브리하드아란야까, 문다까 등)가 요가 수행을 인정했다는 점에서, 샹까라가 요가 수행의 가치를 인정했던 것은 이상할 것도 없다. 샹까라가 『브리하드아란야까 우빠니샤드』의 '듣고, 숙고하고 지속적으로 명상하기' 라는 구절을 '천계서의 요가 설명' 으로 간주하고 또 이 방법을 수용하고 활용했던 것은 당연하다 할 수 있다. 따라서 샹까라가 빠딴잘라 요가 혹은 상캬적 요가를 비판했지만 그의 비판을 요가 전체에 대한 비판으로 확대하는 것은 비약일 것이다. 베이더가 지적했듯이 샹까라는 빠딴잘라 요가를 비판하면서도 '자설과 모순되지 않는다면 반대론자의 주장도 수용할 수 있다' BSBh. 2.1.3는 원칙에 의거해서 심지어 번뇌, 무명, 시동업, 지혜, 잠세력 등 빠딴잘라 요가의 주요 개념조차 불이론으로 유입시켰다. 바로 이 이유, 즉 빠딴잘라 요가의 주요 개념이 샹까라의 후기 문헌에서도 활용되고 있다는 이유에서 베이더는 '샹까라가 초기엔 요가수행자였지만 훗날 불이론으로 전향했다' 는 하커Paul Hacker의 견해도 비판한다. 베이더의 요지는, 샹까라가 '상캬적 빠딴잘라 요가' 를 비판하면서도 번뇌, 무명 등 '비非 상캬적 요가 개념' 을 활용하고 또 전통적인 요가 가르침을 활용했다는 것이다.

샹까라와 요가에 관계에 대한 논의가 학계의 수면 위로 떠오르게 된 것은 *Pātañjalayogaśāstravivaraṇa* 사본이 발견되고 1952년 원문이 출판되면서부터이다. 이 문헌은 하커Hacker, 1968~69, 마에다 센가쿠前田專學, 1968~69, 나카무라 하지메中村元, 1980~81, 브롱코스트Bronkhorst, 1985, 오베르하머Oberhammer, 1977, 할파스Halbfass, 1991, 슈미트하우젠Schmithausen, 1968-69, 페터Vetter, 1979, 베츨러Wezler, 1983 등 당대 거장들의 비상한 관심을 끌었고 현재까지 마스Philipp André Maas를 비롯한 젊은 학자들의 열정적 연구를 끌어내고 있다.

하지만 이 문헌에 대한 연구는, 당연한 것이긴 하지만 주로 샹까라의 진작 여부에 대한 논의에 치중되어 있고 샹까라와 요가의 관계에 대해서는 "샹까라가 초기엔 요가수행자였지만 훗날 불이론으로 전향했다"는 하커의 가설Hacker, 1968-69을 둘러싼 공방 이상의 담론을 이끌어내지는 못했다. '샹까라와 요가, 명상의 관계' 그리고 '샹까라의 작품에서 발견되는 요가 사상'은 많은 학자들의 이목을 끌만한 흥미로운 주제이지만 뚜렷한 학술적 성과물이 없다는 것은 의외의 일이다. 아마도 그것은, 샹까라가 빠딴잘라 요가를 비판했다는 단순한 사실에 지나치게 경도되었기 때문일 것이다. '샹까라가 비판했던 상캬적 요가'와 빠딴잘라 특유의 요가를 구별하고 또 꿈브하까, 수슘나 등 샹까라의 작품에서 비로소 언급되는 여타의 요가 기법이나 여타의 요가 전통이 후대의 하타요가와 어떤 관련을 맺는지는 향후의 연구 과제가 될 것이다. 이 점에서, 샹까라의 불이론 철학에서 요가와 명상의 역할에 대한 새로운 시각을 제시했던 본서는 선구적이고 독창적인 성과이자 유일한 학술서로 그리고 토대 자료로서 가치를 지닌다.

저자는, 학계로 데뷔하려는 젊은 학자답게 선학의 연구를 대담하게 비판하며 자신의 역량을 최대한 동원해서 논지를 전개한다. 하지만 논문이 요구하는 압축과 절제의 미덕을 잃지 않고 있다. 이 점에서 본서는 베단따 연구자에게 명쾌한 정보를 제공하지만 그 반대로 압축적인 내용을 어떻게 전달할 수 있을지에 대한 더 큰 고민거리도 안겨 주었다. 본서의 가치를 진작부터 알고 있었던 도서출판 여래의 정창진 사장님의 전화를 받고서야 뒤늦게 번역에 착수할 수 있었다. 안목에 감사드린다. 아울러 색인 작업을 맡아 주었던 여래 편집부, 한국요가연수원 수지지부 선생님들 그리고 동국대 불교학부 인도철학 전공 이슬기 학생에도 감사드린다.

　　원문을 번역하면서 동료들로부터 많은 도움을 받았다. 먼저, 불어와 독어 인용문을 세심하게 검토해 준 이영진 교수와 파트리크 교수에게 감사의 마음을 전한다. 희랍어 번역과 문맥을 검토해 준 심재관 교수에게도 많은 신세를 졌다. 저자의 의중을 꿰뚫는 혜안, 익숙한 일이지만 재차 경탄의 마음과 고마움을 전한다.

　　명상과 관상을 논의해 준 차상엽 교수에게도 감사드린다. 덕분에, 콘템플라티오가 창백한 응시뿐만 아니라 종교적 정념情念을 담을 수 있다는 것을 이해하게 되었다. 날카롭지만 항상 따뜻한 그의 지적과 조언을 언제나 행운으로 여긴다. 해외 출장과 몸살 속에서도 자청해서 최종 원고를 검토해 준 김성철 교수에게 감사의 말을 전한다. 번거롭고 가장 까다로운 일이지만 그가 맡았으므로 …… 마음을 놓을 수 있었다.

2011년 10월

박영길

약호와 참고문헌

【주요 약호】

AiU.	*Aitareyopaniṣad*
BG.	*Bhagavadgītā*
BGBh.	*Bhagavadgītābhāṣya of Śaṅkara*
BU.	*Bṛhadāraṇyakoppaniṣad*
BUBh.	*Bṛhadāraṇyakoppaniṣadbhāṣya of Śaṅkara*
BS.	*Brahmasūtra*
BSBh.	*Brahmasūtrabhāṣyaa of Śaṅkara*
ChU.	*Chāndogyopaniṣad*
ChUBh.	*Chāndogyopaniṣadbhāṣya of Śaṅkara*
KaU.	*Kaṭhopaniṣad*
MaiU.	*Maitryopaniṣad*
MāU.	*Māṇḍūkyopaniṣad*
MK.	*Māṇḍūkyakārikā of Gauḍapāda*
MKbh.	*Māṇḍūkyakārikābhāṣya of Śaṅkara*
MuU.	*Muṇḍakopaniṣad*
NS.	*Naiṣkramyasiddhi of Sureśvara*
PU.	*Praśnopaniṣad*
PUBh.	*Praśnopaniṣadbhāṣya of Śaṅkara*
ŚvU.	*Śvetāśvataropaniṣad*
TU.	*Taittirīyopaniṣad*
TUBh.	*Taittirīyopaniṣadbhāṣya of Śaṅkara*
US.	*Upadeśasāhasrī*
USG.	*Upadeśasāhasrī, Gadyabandha*(산문편)
USP.	*Upadeśasāhasrī, Padyabandha*(운문편)
YS.	*Yogasūtra*
YSBh.	*Yogasūtrabhāṣya of Vyāsa*
YV.	*Yogasūtrabhāṣyavivaraṇa attributed to Śaṅkara*

1. 샹까라의 작품

1) 원전

Brahmsūtraśaṅkarabhāṣyam. With the Commentaries: Bhāṣyaratnaprabhā of Govindānanda, Bhāmatī of Vācaspatimiśra, Nyāyanirṇaya of Ānandagiri. Ed. by J. L. Shastri. Delhi: 1980.

Īśādidaśopaniṣadaḥ. Ten Principal Upanishads with Śaṅkarabhāṣya. Vol. 1 of Śrī Śaṅkarācāryagranthāvalī. Works of Śaṅkarācārya. Delhi, 1978(reprint)

Pātañjalayogasūtrabhāṣyavivaraṇam of Śaṅkara Bhagavadpāda. Ed. by Polakam Sri Rama Sastri and S. R. Krishnamurthi Sastri. *Madras Government Oriental Series no. 94.* Madras, 1952.

Śaṅkara's Upadeśasāhasrī. Ed. by Sengaku Mayeda. Tokyo, 1973.

Śrī Bhagavadgītā. Bhagavadgītā with Śaṅkarabhāṣya. Vol. II of Works of Śaṅkarācārya. [1929]. Delhi, 1981(reprint).

Śrī Śaṅkarācāryaviracitaprakaraṇagranthāḥ. Minor Works of Śrī Śaṅkarācārya.[contains the text of the *Adhyātmapaṭalavivaraṇa* and other works traditionally ascribed to Śaṅkara]. Poona Oriental Series, no. 8. Ed. by H.R. Bhagavat. Poona, 1952

2) 번역

The Bhagavad Gita with the Commentary of Sri Sankaracarya. Tr. by Alladi Mahadeva Sastry. [1897] Reprinted Madras, 1981.

Brahma-Sūtra-Bhāṣya of Śrī Śaṅkarācārya. Tr. by Swami Gambhirananda. [1965] 3th. ed: Mayavati, 1977.

The Bṛhadāraṇyaka Upaniṣad with Commentary of Śaṅkarācārya. Tr. by Swāmī Mādhavānanda. [1934] 5th. ed., Madras, 1975.

The Chāndogyopaniṣad. A Treatise on Vedānta Philosophy, Translated into English with the commentary of Śaṅkara. Tr. by Ganganatha Jha. Poona Oriental Series no. 78. Poona, 1942.

Eight Upaniṣads with the Commentary of Śaṅkarācārya. Tr. by Swāmī Gambhīrānanda. 2 vols. Mayavati, 1977-8.

A Thousand Teachings, The Upadeśasāhasrī of Śaṅkara. Tr. by Sengaku Mayeda. Tokyo: 1979.

Śaṅkara on the Yoga-sūtra-s (Vol. I: Samādhi; Vol.2: Means). The Vivaraṇasub-commentary to Vyāsa-bhāṣya on the Yoga-sūtras of Patañjali: Samādhi-pāda, Sādhana-pāda. Tr. by Trevor Leggett. London, 1981, 1983.

Upadeśasāhasrī. A Thousand Teachings in Two Parts -Prose and Poetry of Śrī Śaṅkarācārya. Tr. by Swami Jagadananda. [1941] 6th. ed. Madras, 1979.

The Vedānta Sūtras of Bādarāyaṇa with the commentary by Śaṅkara. Tr. by George Thibaut. [Sacred Books of the East, vol.34/38, 1890/96] Reprintd in 2 vols. New York, 1962.

2. 샹까라의 것으로 귀속된 문헌들

Ātmabodha, Self-Knowledge. An English Translation of Śaṅkarācārya's Ātmabodha. Tr. by Swāmī Nikhilānanda. Madras, 1978.

The Saundaryalahirī or Flood of Beauty. Traditionally ascribed to Śaṅkarācārya. Ed. and Tr. by W. Norman Brown. Harvard Oriental Series, Vol. 43. Cambridge, Mass., 1958.

Vivekaaīḍāmaṇi of Śrī Śaṅkarācārya. Text with English Translation, Notes and Index. Tr. by Swami Madhavananda [1921] 9th. ed. Mayavati, 1974.

3. 기타 원전

Brahmasiddhi by Acharya Maṇḍanamiśra with commentary by Saṅkhapāṇi. Ed. by S. Kuppuswami Sastri [Madras, 1937] Reprinted Delhi, 1984. [For a translation of this text, see. Madeleine Biardeau, La Philosophie de Maṇḍana Mśra: vue ā partie de la Brahmasiddhi, Paris, 1969].

Minor Upaniṣads With Original Text, Introduction, English Rendering and Comments.

Tr. by Swami Madhavananda, Mayavati, 1973.

Mīmāṃsā-paribhāṣa of Kṛṣṇa Yajvan, Tr. by Swāmī Mādhvānanda. Calcutta, 1948.

The Naiṣkarmyasiddhi of Sureśvara. Editions with Introduction, English Translation, annotation and indices. by R. Balasubrahmanian. Madras University Philosophical Series, no. 47. Madras, 1988.

The Realization of the Absolute. The "Naiṣkarmya Siddhi" of Śrī Sureśvara. Tr. by A. J. Alston, 2nd. ed.; London, 1971.

Panchadashi. A Treatise on Advaita Metaphysics by Swami Vidyaranya. Tr. by Hari Prasad Shastri, 2nd. ed,; London, 1965.

Patañjali's Yoga Sutras with the commentary of Vyāsa and the gloss of Vāchaspati Miśra. Tr. by Rāma Prasāda [1912] Reprinted New Delhi, 1978.

The Yoga-Sūtra of Patañjali. A New Translation and Commentary. Tr. by Geroge Feuerstein. Folkestone, Kent, 1979.

The Principal Upaniṣads. Edited and Translated. Tr. by S. Radhakrishnan. 4th. ed,; London and New York, 1974.

The Thirteen Principal Upanishads. Translated from the Sanskrit with an Outline of the Philosophy of the Upanishads, Tr. by Robert Ernest Hume. [1921] Reprinted Oxford, 1977.

Sankara-Dig-Vijaya. The Traditional Life of Sri Sankaracharya by Madhava-Vidyaranya. Tr. by Swami Tapasyananda. Madras, 1978.

Śrīmacchaṅkara-digvijaya, Advaita-rājyalakṣmīṭīkāntargata-viśeṣavibhāga-ṭippaṇībhis tathā Dhanpatisūrikṛta-ḍiṇḍmākhya-ṭīkayā ca sametaḥ. Ed. by Mahādeva Cimaṇājī Āpte [Poona] Ānandāśrama Press, 1891.

Sureśvara's Taittirīyopaniṣad-bhāṣyavārtikam. Tr. by J. M. Van Boetzelae, Leiden, 1971.

Vedānta-Paribhāṣā of Dharmarāja Adhvarāndra. Tr. by Swāmī Mādhavānanda. Belur Math, 1972.

Vedāntasāra or The Essence of Vedānta of Sadānanda Yogīndra. Tr. by Swami Nikhilanda. 6th. ed. Mayavati, 1974.

The Yoga-System of Patañjali. Or the Ancient Hindu Doctrine of Concentration of Mind. Embracing the Mnemonic Rules, Called Yoga-sūtra, of Patañjali and the Comment, Called Yoga-Bhāsya, Attributed to Veda-Vyāsa and the Explanation, Called Tattva-Vaiçāradī of Vāchaspati Miçra. Tr. by James Haughton Woods. [Harvard Oriental Series, vol 17, 1914] Reprinted Delhi, 1977.

4. 이차 자료

Abhyankar, Vāsudevaśāstrī

1988.　　　　*Advaitāmoda by Vāsudevaśāstrī Abhyankar. A Study of Advaita and Visīṣṭāvaita* (Tr. & Com. by Michael Comans). Delhi.

Aquinas, St. Thomas

(Tr.1934).　　*The Sumna Theologica of St. Thomas Aquinas.*
　　　　　　(Tr. by the Fathers of the English Dominican Province). London

Bedekar, V. M.

1968～69.　　ʽYoga in the Mokṣadharmaparvan of the Mahābhārata", *Wiener Zeitschrift für die Kunde Süd-und Ostasiens,* 12～13 (1968～69), pp. 43～52.

Bharati, Agehananda

1981.　　　　*Mokṣa and Devībhakti: the (seeming) Śaṃkara Paradox". Hindu Views and Ways and the Hindu Muslim Interface, an anthropological assessment.* Chapter 2, New Delhi, pp. 23～40.

Bhatt, Bansidhar

1978.　　　　"Interpretation of Some Crucial Problems in Śaṅkara's Adhyāsa-bhāsya", *Journal on Indian Philosophy,* 5, pp. 337～353.

Biardeau, Madeleine

1959.　　　　"Quelques Réflexions sur l'Apophatisme de Śaṅkara", *Indo-Iraian Journal,* 3, pp. 81～101.

1965.　　　　"Ahaṃkāra, the Ego Principle in the Upaniṣad", *Contributions to Indian Sociology,* 8(1965), pp. 62～84.

Bronkhorst, Johannes

1981.   "Yoga and Seśvara Sāṃkhya", *Journal of Indian Philosophy*, 9, pp. 309~
                 320

1985.   "Patañjali and the Yoga sūtras", *Studien zur Indologie und Iranistik*, 10,
                 191~212.

Butler, Dom Cuthbert

1967.   *Western Mysticism.* London.

Cardona, Geroge

1967~68.   "Anvaya and Vyatireka in Indian Grammar", *Adyar Library Bulletin*, 31~
                 32, pp. 313~352.

Comans, Michae.

                 See under Abhyankar, Vāsudevaśāstrī.

Coomaraswamy, Ānanda K.

1977a.   "The Symbolism of the Dome", *Coomaraswamy 1: Selected Papers,
                 Traditional Art and Symbolism.* Ed. by Roger Lipsey, Prainceton,
                 pp. 415~464.

1977b.   "Some Pāli Words", *Coomaraswamy 2: Selected Papers, Metaphysics.*
                 Ed. by Roger Lipsey, Princeton, pp. 264~329.

Dasgupta, Surendranath

1969.   *A History of Indian Philosophy.* Vol. 1. Reprinted Cambridge.

1973.   *Yoga as Philosophy and Religion.* [1924]. Reprinted Delhi.

1979.   *Yoga Philosophy in Relation to Other Systems of Indian Thought,*
                 [1930]. Reprinted Delhi.

De Smet, Richard

1954   "Langage et connaissance de L'Absolu chez Śaṃkara", *Revue
                 Philosphique de Louvain*, 52, pp. 31~74.

1961   "The Logical Structure of 'Tattvamasi' According to Sureśvara's
                 Naiṣkarmya Siddhi", *Philosophical Quarterly* [India], 33, pp. 255~265.

Deussen, Paul

(Tr.1912).   *The System of the Vedānta.* Tr. by Charles Johnston. Chicago, 1912.

Deutsch, Eliot

1964   "Karma aa a Convenient Fiction in the Advaita Vedanta", *Philosophy East and West.* 15. pp. 3∼12

Dhavamony, Mariasusai

1976   "Hindu Meditation", *Studia Missionalia.* 25. pp. 115∼165.

Doherty, Babara

1979   "The Path to Liberation: Śaṅkara, Metaphysician, Mystic, and Teacher", Unpublished Ph.D. Thesis. Fordham Univeristy, New York.

Dumont, Louis

1960   "World Renunciation in Indain Religions", *Contributions to Indian Sociology.* 4. pp. 32∼62.

Edgerton, Franklin

1924   "The Meaning of Sāṅkhya and Yoga", *American Journal of Philology.* 45. pp. 1∼46.

1965   *The Beginnings of Indian Philosophy.* London.

Eliade, Mircea

1973   *Yoga. Immortality and Freedom.* Tr. by Willard R. Trask. Princeton.

Festugiére, A. J.

1950   *Contemplation et Vie Contemplative Selon Palton,* 2nd. ed. Paris.

Frauwallner, Erich

1973   *History of Indian Philosophy,* Tr. by V.M. Bedekar. vol. 1. Delhi.

Gambhirananda, Swami

1958   "Upaniṣadic Meditation", *The Cultural Heritage of India.* Ed. by Suniti Kumar Chatterji, Nalinaksha Dutt and Others. 2nd. ed. 5vols. Calcutta, vol.1. pp. 375∼385.

Gondam J.

1968   "The Historical Background of the Name Satya Assigned to the Highest Being", *Annals of the Bhandarkar Oriental Research Insititute,* 48∼49, pp. 83∼93

1963   "The Indian Mantra", Oriens, 16. pp. 244~297.

1963   *The Vision of the Vedic Poets*. Disputationes Rheno Trajectinae 8,
             The Hague.

Guénon, RenṬ.

1981   *Man and his Becoming According to the Vedānta*. Tr by Richard. C.
             Nicholson. [1945] repeinted New Delhi.

Gussner, Robert E.

1976   "A Stylometric Study of the Authorship of Seventeen Sanskrt Hymns
             Attributed to Śaṅkara", *Journal of American Oriental Society*, 96. pp. 259
             ~267.

1977   "Śaṅkara's Crest Jewel of Discrimination: A Stylometric Approach to the
             Question of Authorship", *Journal of Indian Philosophy*. 4. pp, 265~267.

Hacker, Paul

1950.   "Eigentümlichkeiten der Lehre und Terminologie Śaṅkaras", *Zeitschrift
             der Deutschen Morgenländischen Gesellschaft*, 100. pp, 246~286.

1950b.   *Untersuchungen über Text des frühen Advaitavāda, 1. Die Schüler
             Śaṅkaras*. Mainz: Verlag der Akademie der Wissenschaften und der
             Literatur, 1950.

1972.   "Notes on the Māṇḍūkyopaniṣad and Śaṅkara's Agamaśāstravivaraṇa",
             Indian Major. Congratulatory Volume Presented to J. Gonda(Ed. by
             Ensink and P. Gaeffke), Leiden. pp, 115~132.

1965.   "Relations of Early Advaitins to Vaiṣnavism", *Wiener Zeitschrift Für die
             kunde Süd-und Ostasiens*, 9. pp, 147~154.

1978.   "Śaṅkarācārya and Śaṅkarabhagavatpāda, Preliminary remarks concerning
             the authorship problem", *Kleine Schriften*(ed. by Lambert Schmithausen),
             Wiesbaden. pp, 41~58.

1968.   "Śaṅkara der Yogin und Śaṅkara der Advaitin. Einige Beobachtungen",
             *Beiträge zur Geistersgeschichte Indiens. Festschrift für Erich
             Frauwallner*, Wien. pp, 119~148.

1978.   "Śaṅkara's Concept of Man", *Kleine Schriften*(ed. by Lambert
             Schmithausen), Wiesbaden. pp, 243~251.

Halbfass, Wilhelm

1980.   "Karma, Apūrva, and 'Natural' Causes: Observations on the Growth and
             Limits of the Theory of Saṃsāra", *Karma and Rebirth in Classical Indian*

Traditions. Ed. by Wendy Doniger O'Flaherty. Berkeley and Los Angeles, pp. 268~302.

1983.   *Studies in Kumārila and Śaṅkara*. Studien zur Indologie und Iranistik, Monographie 9. Reinbek.

1988.   *India and Eruope. An Essay in Understanding*, New York.

Hara, Minoru

1980.   "Hindu Concepts of Teacher. Sanskrit guru and ācārya", *Sanskrit and Indian Studies. Essays in Honour of Deniel H. H. Ingalls*. Ed. by M. Nagatomoi, B. K. Matilal, and others. Dordrecht, pp. 93~118.

Heesterman, J. C.

1981.   "Brahmin, Ritual, and Renouncer", *Wienner Zeitschrift für die Kunde Süd-und Ostasiens, 8*, 1~31.

Heimann, Betty

1952.   *Facets of Indian Thought*. London, 1964.

Hiriyanna, M.

1952.   "The Training of the Vedāntin", *Popular Essays in Indian Philosophy*, Mysore, pp. 1~18.

Ingalls, Daniel H. H.

1952.   "The Study of Śaṅkarācārya", *Annals of the Bhandarkar Oriental Research Institute, 33*, pp. 1~14.

1953.   "Śaṅkara on the Question: Whose is avidyā?", *Philosophy East and West, 3.1*, pp. 69~72.

1954.   "Śaṅkara's Argument Against the Buddhists", *Philosophy East and West, 3.4*, pp. 291~306

John of the Cross, St.

(Ed., Tr. 1953).   *The Complete Works of St. John of the Cross*. Ed. and Tr. by E. Allison Peers. 3Vols. London.

Koelman, Gaspar M.

1970.   *Pātañjala Yoga. From Related Ego to Absolute Self*, Poona.

Legget, Trevor

1978. *The Chapter of the Self.* London [contains a translation of the *Adhyātma-patala-vivaraṇa,* Śaṅkara's commentary on the *dhyātma-paṭala* of the *Āpastambadharmasūtra*].

Lévi-Strauss, Claude

1968. "The Structural Study of Myth", *Structural Anthropology.* Tr. by C. Jacobson and B. G. Schoeptf. London, 1968, pp. 289～302.

Louth, Andrew

1981 *The Origins of the Christian Mystical Tradition, from Plato to Denys.* Oxford.

Mahadevan. T. M. P.

1975. *Gauḍapāda. A Study in Early Advaita.* Madras University Philosophical Series. no. 5. [1952] 4th. ed; Madras.

1977a. *Sankaracharya.* [1968] Reprinted New Delhi.

1977b. "Vedāntic Meditation and its Relation to Action", *Traditional Modes of Contemplation and Action. A Colloquium held at Rothko Chapel Housten, Texas.* Ed. by Yusuf Ibish and Peter Lamborn Wilson. Tehran, pp. 349～359.

Maximillien, Guy

1975～76. "Le Langage et l'ātman d'aprés USP 18", two parts: *Wiener Zeitschrift für die Kunde Südasiens,* 19(1975), pp. 117～133, and 20(1976), pp. 125～139.

Mayeda, Sengaku

1965a. "The Authenticity of the *Bhagavadgītābhāṣya* Ascribed to Śaṅkara", *Wiener Zeitschrift für die Kunde Süd-und Ostasiens,* 9, pp. 155～197.

1965b. "The Authenticity of the Upadeśasāhasrī Ascribed to Śaṅkara", *Journal of the American Oriental Society,* 85, pp. 178～196.

1967. "On Śaṅkara's Authorship of the Kenopaniṣadbhāṣya", *Indo-Iranian Journal,* 10, pp. 33～35.

1967～68. "On the Author of the Māṇḍūkyopaniṣad and the Gauḍapādīya-Bhāṣya", *Adyar Library Bulletin,* 31～32, pp. 73～94.

1968～69. "The Advaita Theory of Perception", *Wiener Zeitschrift für die Kunde*

Süd-und Ostasiens, 12～13, pp. 221～239.

1980～81.　　　"Śaṃkara and Sureśvara: Their Exegetical Method to Interpret the Great
　　　　　　　Sentence 'tat tvam asi' ", *Adyar Library Bulletin,* 44～45, pp. 147～160.

Murty, K. Satchidananda

1959.　　　　*Reason and Revelation in Advaita Vedānta,* Waltair.

Nakamura, Hajime

1962.　　　　"Conflict between Traditionalism and Rationalism: A Problem with
　　　　　　　Śaṃkara", *Philosophy East and West,* 12, pp. 153～161.

1983.　　　　*A History of Early Vedānta Philosophy.* Tr. by Trevor Leggett and
　　　　　　　Sengaku Mayeda and others. Part One, Delhi [First published in Japanese,
　　　　　　　1950～56].

1979.　　　　"Meditation in Śaṅkara", *Journal of Religious Studies* [Punjabi University,
　　　　　　　Patiala], 7, pp. 1～18.

1980～81.　　　"Śaṃkara's *Vivaraṇa* on the *Yogasūtra-Bhāṣya*", *Adyar Library Bulletin,*
　　　　　　　44～45, pp..475～485.

Nikhilananda, Swami

1967.　　　　"Concentration and Meditation as Methods in Indian Philosophy"
　　　　　　　The Indian Mind. Ed. by Charles A. Moore, Honolulu, pp. 136～151.

Parpola, Asko

1981.　　　　"On the Primary Meaning and Etymology of the Sacred Syllable om",
　　　　　　　Studia Orientalia, 50, pp. 195～213.

Pensa, Corrado

1969.　　　　"On the Purification Concept in Indian Tradition, with Special Regard to
　　　　　　　Yoga", *East and West,* 19. Rome, pp. 194～228.

Plato

(Ed., Tr. 1963).　*The Collected Dialogues of Plato.* Ed. and Tr. by Edith Hamilton
　　　　　　　and Michael Cairns. Bollingen Series LXXI. New York, 1963.

Potter, Karl H. [Editor]

1980.　　　　"The Karma Theory and Its Interpretation in Some Indian Philosophical
　　　　　　　Systems", *Karma and Rebirth in Classical Indian Traditions.* Ed. by
　　　　　　　Wendy Doniger O'Flaherty. Berkeley and Los Angeles, pp. 241～67.

1981.   *Encyclopedia of Indian Philosophies*. Vol.3, *Advaita Vedānta up to Śaṃkara and His Pupils*. Princeton.

Radhakrishnan, S.(Intro., Tr.)
1974   *The Principal Upaniṣads. Edited and Translated*. 4th. ed,; London and New York.

Ramachandram, T. P.
1969.   *The Concept of the Vyāvahārika in Advaita Vedānta*. Madras University Philosophical Series no. 12. Madras.

Richard of St. Victor
(Tr.1957).   *Selected Writings on Contemplation*. Tr. by Clare Kirchberger. London.

Rüping, Klaus
1977.   *Studien zur Frühgeschichte der Vedānta Philosophie. Teil 1: Philologische Untersuchungen zu den Brahmasūtra-Kommentaren des Śaṅkara und des Bhāskara*. Alt-und Neu-Indische Studien, 17. Wiesbaden.

Satchidanandendra Saraswati, Swami
1973.   *Misconceptions about Śaṇkara*. Holenarsipur. Adhyatma Prakasha Karyalaya.
1989.   *Vedāntaprakriyāpratyabhijñā*. Holenarsipur, 1964. [For a translation of this work, the author's magnum opus, see, *The Method of the Vedānta, A Critical Account on the Advaita Tradition*. Tr. by A. J. Alston. London and New York].

Swami, Yoshitsugu
1986.   "Śaṅkara's Theory of Saṃnyāsa", *Journal of Indian Philosophy*, 14, pp. 371~387.

Srinivas, M. N.
1980.   *The Remembered Village*, Berkeley and Los Angeles.

Staal, J. F.
1961a.   *Advaita and Neo-Platonism: A Critical Study in Comparative Philosophy*, Madras.
1961b.   *Nambudiri Veda Recitation*, The Hague.

1975.   *Exploring Mysticism*, Harmondsworth.

Taber, John
1981.   "Reason, Revelation and Idealism in Śaṃkara's Vedānta", *Journal of Indian Philosophy*, 9, pp. 283~307.

Thrasher, Allen Wright
1979.   "The Dates of Maṇḍara Miśra and Śaṃkara", *Wiener Zeitschrift für die Kunde Südasiens Ostasiens*, 23, pp. 117~139.

Tiwari, Kapil N.
1977.   *Dimensions of Renunciation in Advaita Vedānta*, Delhi.

Vetter Tilmann
1979.   *Studien zur Lehre und Entwicklung Śaṅkaras.* Vienna.

Walson, Ian Kesarcodi
1982.   "Samādhi in Patañjali's Yoga Sūtras", *Philosophy East and West*, 32, pp. 77~90.

Wezler, Albrecht
1983.   "Philological Observations on the so-called *Pātañjalayogasūtrabhāṣyavivaraṇa* (Studies in the *Pātañjalayogaśāstravivaraṇa* I)", *Indo-Iranian Journal*, 25, pp. 17~40.
1984.   "On the Quadrupal Division of the Yoga-śāstra, the Caturvyūhatva of the Cikitsāśāstra and the Four Noble Truths of the Buddha (Studies in the Pātañājalayoga-śāstravivaraṇa II", *Indologica Taurinensia*, 12, pp. 289~337.

Whaling, Frank
1979.   "Śaṅkara and Buddhism", *Journal of Indian Philosophy*, 7, pp. 1~42.

Zolla, Elémire
(Ed. 1977).   "Traditional Methods of Contemplation and Action", *Traditional Modes of Contemplation and Action. A Colloquium held at Rothko Chapel,* Housten, Texas. Ed. by Yusuf Ibish and Peter Lamborn Wilson, Tehran, pp. 43~81.

사전, 색인

Mayrhofer, Manfred
   Kurzgefasstes Etymologisches Wörterbuch des Altindischen. 4vols.
   Heidelberg, 1956, 1963, 1976, 1980.

Mahadevan. T. M. P. (Ed.)
   Word Index to the Brahma-Sūtra-Bhāṣya of Śaṅkara. 2vols, Madras,
   1971~73.